守护宫颈健康

# 她的私房话

主编　龚　静　张庆霞　滕　峰　齐慧丽

中国科学技术出版社
·北　京·

**图书在版编目（CIP）数据**

她的私房话：守护宫颈健康 / 龚静等主编 . 北京 : 中国科学技术出版社 , 2024.9--ISBN 978-7-5236-0969-9

Ⅰ. R737.33

中国国家版本馆 CIP 数据核字 202439Y8F7 号

---

**策划编辑** 靳 婷 延 锦
**责任编辑** 靳 婷
**文字编辑** 延 锦
**装帧设计** 佳木水轩
**责任印制** 徐 飞

---

**出　　版** 中国科学技术出版社
**发　　行** 中国科学技术出版社有限公司
**地　　址** 北京市海淀区中关村南大街 16 号
**邮　　编** 100081
**发行电话** 010-62173865
**传　　真** 010-62179148
**网　　址** http://www.cspbooks.com.cn

---

**开　　本** 889mm × 1194mm　1/32
**字　　数** 129 千字
**印　　张** 6.5
**版　　次** 2024 年 9 月第 1 版
**印　　次** 2024 年 9 月第 1 次印刷
**印　　刷** 北京盛通印刷股份有限公司
**书　　号** ISBN 978-7-5236-0969-9 /R · 3325
**定　　价** 59.00 元

---

# 编者名单


名誉主编　张　军　首都医科大学附属北京安贞医院

凌　斌　中日友好医院

主　　编　龚　静　首都医科大学附属北京安贞医院

张庆霞　中日友好医院

滕　峰　中日友好医院

齐慧丽　石河子市人民医院

副 主 编　靳灵鸽　首都医科大学附属北京妇产医院

黄　隽　中日友好医院

李文慧　中日友好医院

王婷婷　北京市第一中西医结合医院

付　蒙　北京市海淀区妇幼保健院

许　珂　北京大学第六医院

靳　荣　天津市第五中心医院

编　　者（以姓氏笔画为序）

王　芳　石河子市人民医院

王　楠　解放军总医院第一医学中心

王淑荣　首都医科大学附属北京妇产医院

孔莉莉　石河子市人民医院

仙木西努尔·巴拉提　和田地区妇幼保健院

刘华放　首都医科大学附属北京地坛医院

孙立庚　北京市疾病预防控制中心

孙海燕　大连医科大学附属第二医院

李　扬　中日友好医院
李　维　中日友好医院
李剑飞　石河子市人民医院
杨凤泊　中日友好医院
张　雨　石河子市人民医院
张耀炀　大连医科大学附属第二医院
闵振兴　北京市宣武中医医院
周书喆　北京大学第六医院
胡瑞月　石河子市人民医院
姚泽洪　首都医科大学附属北京安贞医院
热孜万古丽·米吉提　和田地区妇幼保健院
索朗旺姆　西藏自治区第二人民医院
夏地娅·巴吾东　和田地区妇幼保健院
徐　莹　中日友好医院
黄家珍　大连医科大学附属第二医院
梁玉兰　首都医科大学附属北京安贞医院
蔡丽伟　北京大学第六医院

# 主编简介

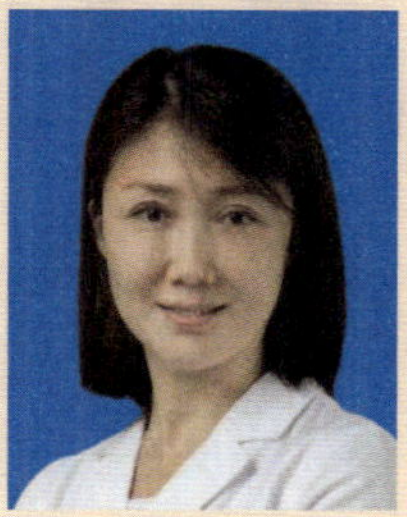

龚　静

医学博士，主任医师，就职于首都医科大学附属北京安贞医院，中国妇幼保健协会妇科智能（AI）医学专业委员会青年学组委员，中国研究型医院学会孕产期母儿心脏病专业委员，中国老年保健医学研究会肿瘤防治分会青年专家委员会委员，中国心理卫生协会第七届妇女健康与发展专业委员会委员，北京医学会妇产科学分会第三届青年委员。主持北京市科学技术协会课题 1 项，以第一作者身份在国内核心期刊发表论文 10 余篇，在 SCI 期刊发表论文 4 篇，实用新型专利 6 项，发明专利 1 项。

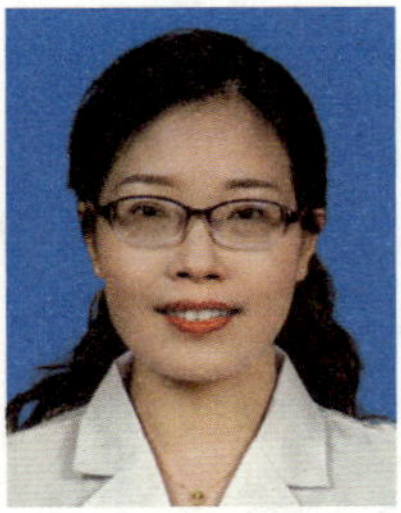

张庆霞

医学博士，副主任医师，就职于中日友好医院，新疆石河子市人民医院党委委员、副院长、妇科主任。中国医药教育协会基础与临床研究促进工作委员会常务委员，北京妇产学会外阴阴道疾病分会委员，*BJOG* 中文版青年委员，北京慢性病防治与健康教育研究会理事。在 *J Hazard Mater*、*Curr Stem Cell Res Ther*、《中华腔镜外科杂志（电子版）》《中华妇产科杂志》《中华医学杂志》、*Int Urogynecol J* 等国内外核心期刊发表论文 10 余篇。

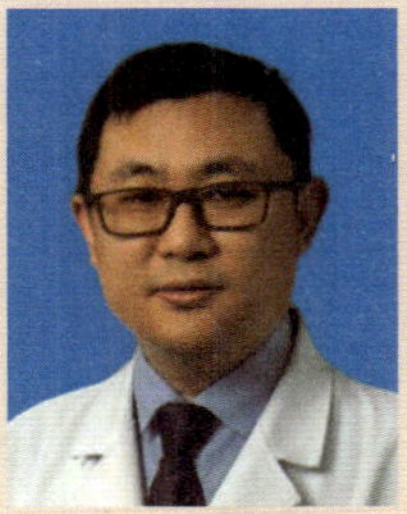

滕　峰

医学博士，副主任医师，就职于中日友好医院，新疆建设兵团第七师医院副院长。中国老年医学保健研究会肿瘤防治分会科研转化专家委员会主任委员，中国中医药信息研究会青年医师分会常务理事、放射治疗学组副组长，中国医师协会放射肿瘤分会中枢神经肿瘤学组委员、头颈部肿瘤学组委员。以第一作者和通讯作者身份在 *Radiotherapy and Oncology*、*Frontiers in Oncology* 等 SCI 期刊发表论文 10 余篇，主编《肿瘤临床研究设计》《肿瘤放射治疗住院医师手册》，主译《肿瘤再程放疗（原书第 2 版）》。

守护宫颈健康

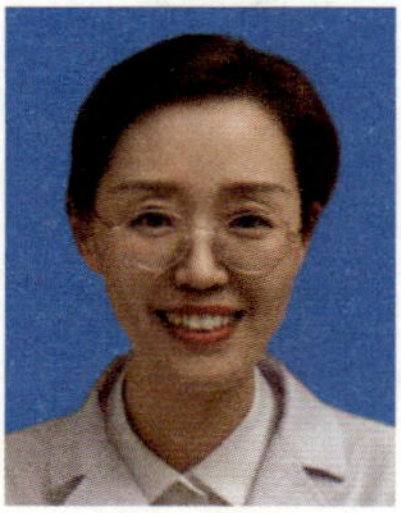

齐慧丽

副主任医师，石河子市人民医院妇科副主任,《妇儿健康导刊》编委。长期从事妇产科医、教、研工作，主要研究方向为妇科常见疾病及妇科恶性肿瘤的临床诊疗，擅长妇科肿瘤、子宫内膜异位症、盆底功能障碍性疾病的手术治疗及微创手术。负责师市级课题两项，主持院级课题 2 项，参与兵团级课题 2 项，在国内刊物上发表论文 10 余篇。

# 副主编简介

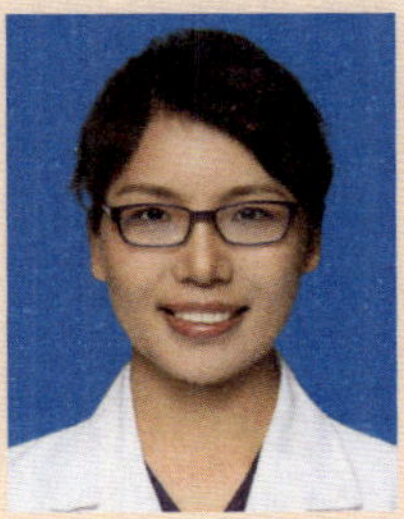

靳灵鸽

博士研究生在读，副主任医师，就职于首都医科大学附属北京妇产医院妇科。擅长妇产科常见病多发病的诊治，以及宫腔镜、腹腔镜和经腹、经阴道等多种入路的手术治疗。在宫颈病变、HPV 感染的临床管理和治疗、子宫腺肌病、卵巢子宫内膜异位囊肿的手术治疗、药物治疗及长期管理方面有丰富的诊治经验。

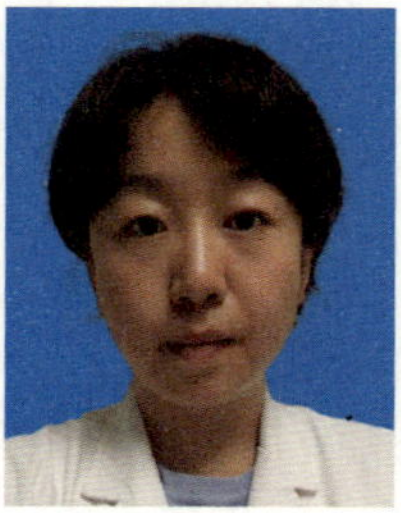

黄　隽

医学博士，就职于中日友好医院。擅长宫颈疾病、异常子宫出血、子宫肌瘤、围产期保健及产程处理等妇产科常见疾病诊治。参编《你好！亲爱的宝贝》《怀孕分娩大百科》《怀孕育儿大百科》等。

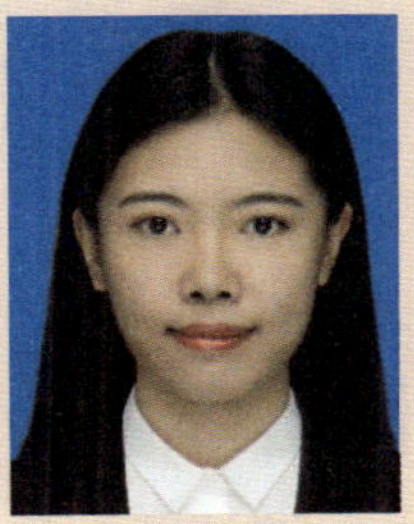

李文慧

医学博士，就职于中日友好医院。擅长妇产科常见疾病诊治及微创手术治疗。参与国家级及北京市科研项目多项，在国内外杂志发表论文 10 余篇，其中 SCI 收录论文 7 篇。参编《妇科内分泌疾病病例精解》。

守护宫颈健康

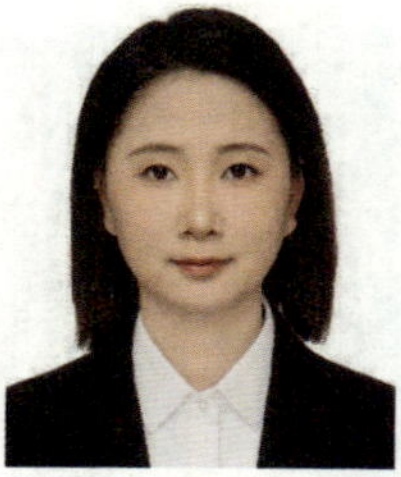

王婷婷

医学硕士，主治医师，就职于北京市第一中西医结合医院针灸推拿科。第八批北京市朝阳区中医药薪火传承人。北京中医药学会中医基础工作委员会青年委员。擅长针药结合、腹针穴位埋线治疗妇科疾病，如 HPV 感染、卵巢早衰、闭经、更年期综合征等。参与国家级、省部级课题 4 项，主持省部级课题 1 项，发表学术论文 3 篇，获省级科学技术二等奖 2 项。参编著作《针灸对穴自学百日通》《高警示药品管理》。

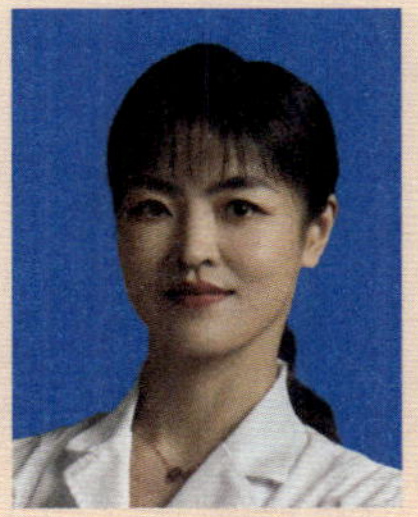

付　蒙

医学博士，副主任医师，就职于北京市海淀区妇幼保健院生殖医学科。北京慢性病防治与健康教育研究会生殖医学专业委员会第一届委员会委员，北京妇产学会胚胎学分会委员。擅长妇产科常见疾病尤其是不孕症诊治，对促排卵、人工授精及体外受精－胚胎移植等有丰富经验。

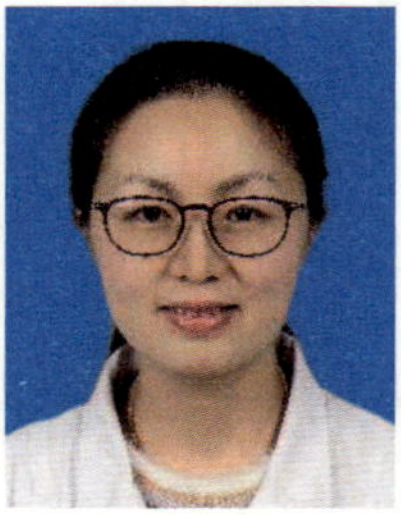

许　珂

就职于北京大学第六医院中西医结合科。中国药膳研究会膳用药材与食材专业委员会委员，中国老年保健医学研究会老年疼痛疾病分会委员。擅长抑郁、焦虑、失眠等的治疗。主持首都卫生发展科研专项项目等多项科研课题，以第一作者或通讯作者身份发表论文多篇。

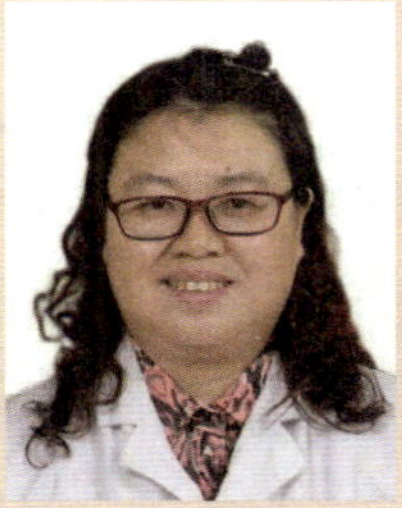

靳　荣

副主任医师，天津市第五中心医院妇产科门诊负责人。全国卫生产业企业管理协会妇幼健康分会委员，中国宫颈病变与宫颈癌防治委员会委员，中国医促会围产医学分会委员，中国中西医结合妇产与妇幼保健分会委员，天津市滨海新区医学会妇产科分会常委兼秘书，天津市滨海新区医学会妇产科分会阴道镜与宫颈病理学学组组长。参国家自然基金研究 1 项、省级自然科学基金研究 2 项。主持天津市滨海新区卫生健康委员会科研项目 2 项，获滨海新区科技成果 1 项，发表论文 10 余篇。

守护宫颈健康

# 内容提要

宫颈癌是常见的女性恶性肿瘤。为科学传播宫颈癌的防控知识，提高百姓对宫颈癌的防治意识，积极促进和实施国家消除宫颈癌的行动计划，本书应运而生。作者采用通俗易懂的语言，结合生动真实的小故事，介绍了宫颈癌的相关知识，如宫颈癌的病因，宫颈癌与人乳头瘤病毒（HPV）的关系，HPV 疫苗的相关知识，宫颈癌的症状、治疗和预防，如何应对患癌后的抑郁和焦虑心理，以及中医调理方法。本书内容丰富，科学实用，可读性强，可供宫颈癌患者和家属、妇产科医学生、医师，以及广大女性读者参考阅读。

# 前言

宫颈癌是常见的女性恶性肿瘤， 许多人闻之色变。根据 2020 年 WHO 的统计数据，全球每年新发宫颈癌 60.4 万例，死亡率为 56.62%（34.2 万 /60.4 万），其中 85% 发生在医疗资源相对缺乏的发展中国家。

在发达国家，随着对宫颈癌的逐步认识，以及一级预防和二级预防的广泛开展，宫颈癌的发病率和死亡率已逐渐下降；而我国地域广阔，各地区医疗水平差异较大，宫颈癌的发病率和死亡率不容乐观。2020 年，我国宫颈癌新发病例数约为 10.97 万例，死亡病例数约为 5.9 万例，发病率和死亡率分别为 10.7/10 万和 5.3/10 万。近年来，宫颈癌发病人群呈现年轻化趋势，与 2000 年相比，2000—2014 年 15 年间诊断为宫颈癌患者的平均年龄由 53.48 岁下降为 50.32 岁，30—64 岁人群比例由 67.21% 上升至 84.48%。

随着我国人民生活水平的逐渐提高，对于疾病的认知水平和健康保健意识也在逐渐提高。其中，口腔癌和食管癌可能与不良生活习惯有关，子宫内膜癌可能与肥胖、月经异常有关，那么，宫颈癌与什么因素相关呢?

人乳头瘤病毒（human papilloma virus，HPV）持续感染被公认为是导致宫颈癌的重要危险因素。HPV 阳性的女性患宫颈癌风险为 HPV 阴性女性的 250 倍。但是，宫颈癌的发病却受多因素的影响，如吸烟、多个性伴侣、性生活过早、性传播感染、免疫系统功能下降、经济状况低下、遗传因素等。近年来，宫颈癌发病呈现年轻化趋势，可能与性生活习惯改变和首次性生活时间提前有关。

从 20 世纪 90 年代开始，世界顶级科学家们纷纷从事宫颈癌发病高危因素的研究。2008 年，德国癌症研究专家哈拉尔德·楚尔·豪森因发现 HPV 是宫颈癌的病因，因此获得诺贝尔奖。2006 年，他研发的首款用于预防宫颈癌的 HPV 疫苗问世，这是送给全球女性的一份“科学礼物”。所以宫颈癌是目前唯一一种病因明确的癌症，也是唯一可以通过疫苗预防的癌症，而这其中的关键在于未病先防。提高宫颈癌疫苗的接种率，尤其是适龄儿童的接种率，并做好宫颈癌筛查和规范的诊疗，是消除宫颈癌的最有效途径。

为科学传播宫颈癌的防控知识，提高百姓对宫颈癌的防治意识，积极促进和实施国家消除宫颈癌的行动计划，本书应运而生。我们采用通俗易懂的语言，结合生动真实的小故事，介绍宫颈癌防治知识，使本书更具趣味性和可读性。

本书在编写过程中得到了众多专家及同仁的支持，参考了许多学者的著作，在此表示衷心感谢。由于本书涉及内容较多，加之该方向的研究进展迅速，书中所述可能存在不足或欠妥之处，敬请广大读者批评指正。参与本书编写的专家在临床妇产科、中医、心理等方面有着丰富经验，在此向所有参与编写和给予支持的相关人员表示感谢。

龚　静　张庆霞　滕　峰　齐慧丽

# 目　录

# Part 1

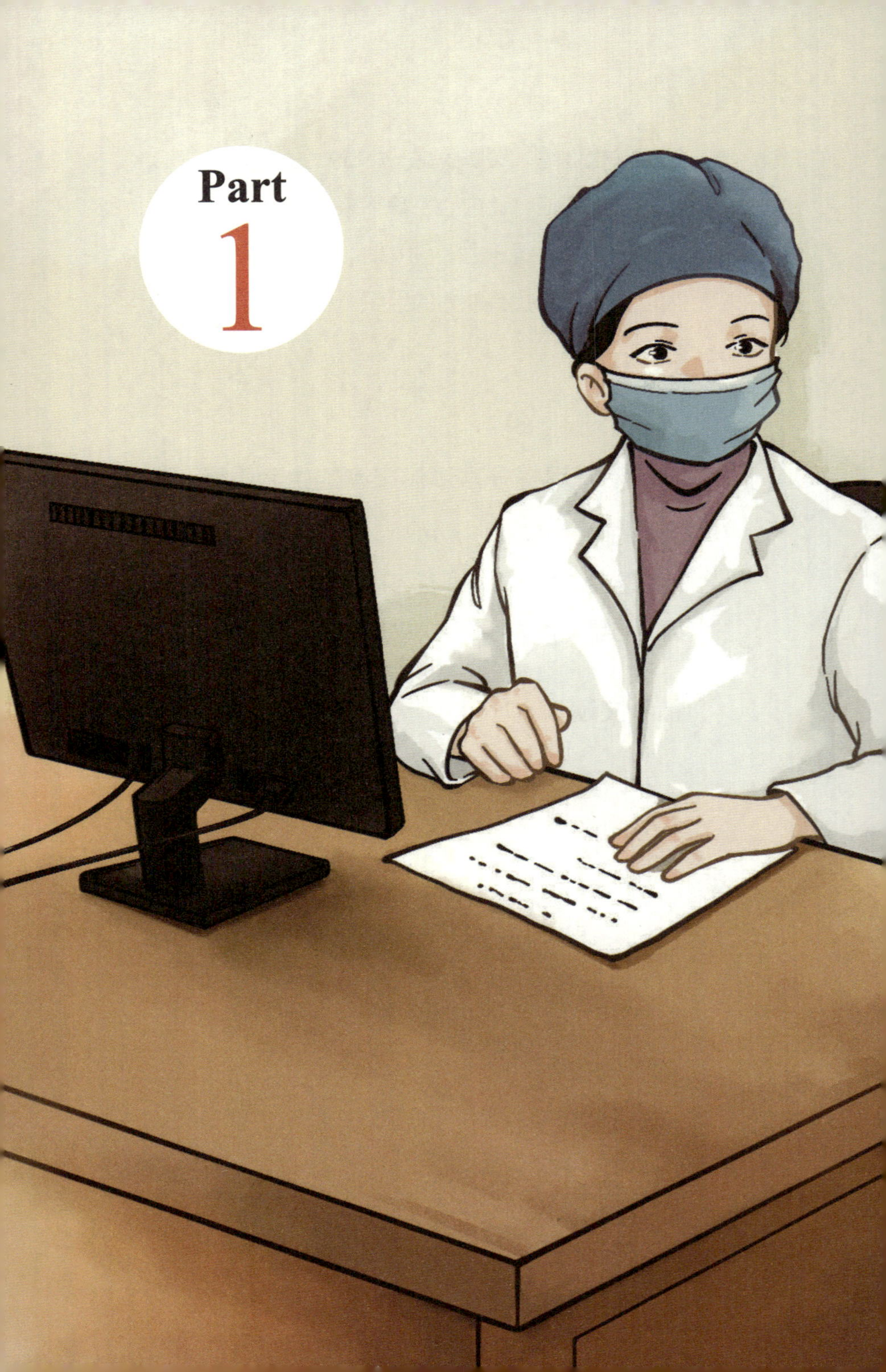

# 宫颈癌有多恐怖

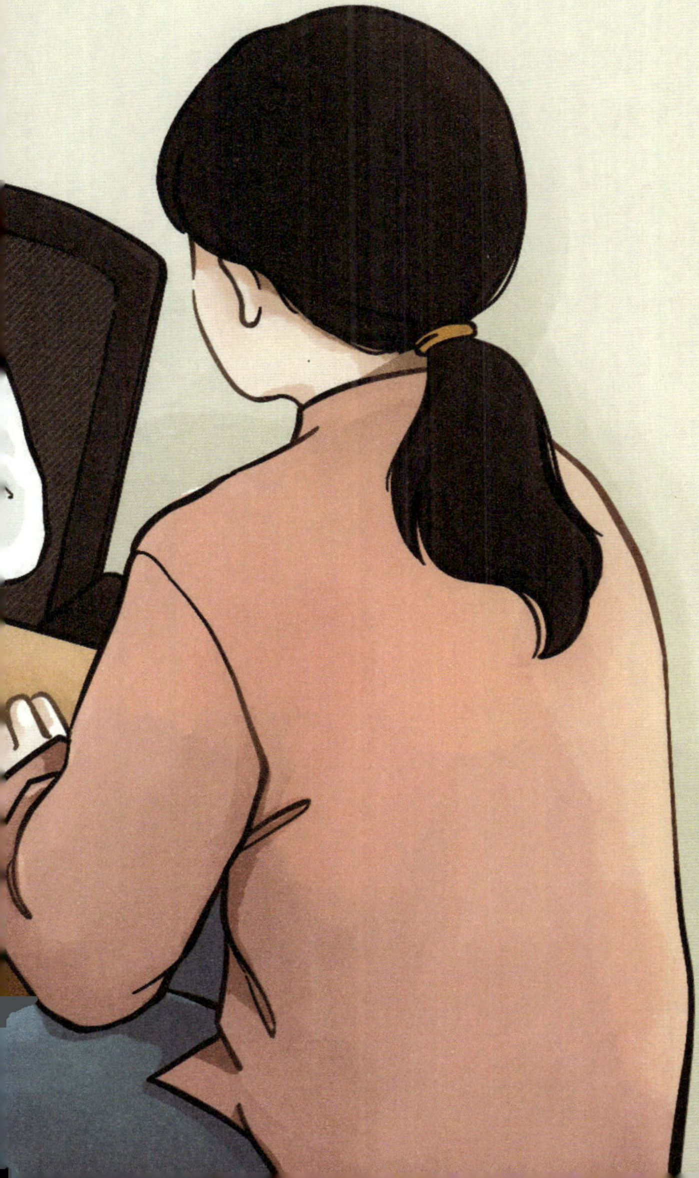

高女士，60岁，绝经15年。2年前“两癌筛查”提示HPV16型阳性，当时做了阴道镜检查+宫颈活检+宫颈管搔刮术，提示湿疣样改变，医生告知其3个月后来院复查，高某以为自己做了活检，“没有癌”就万事大吉了，将复查的话抛之脑后。后来时不时地发生阴道出血，因为之前听朋友讲过“绝经后偶尔还会出现月经复潮”，认为自己也是赶上了这样的新奇事儿，未引起重视。直到1周前因为阴道大量出血才去医院检查。妇科医生进行宫腔镜检查发现宫颈口一个大大的“菜花”，直接就让高女士住了院，病理报告出来后，果然是“癌”了，此时，高女士后悔已晚。

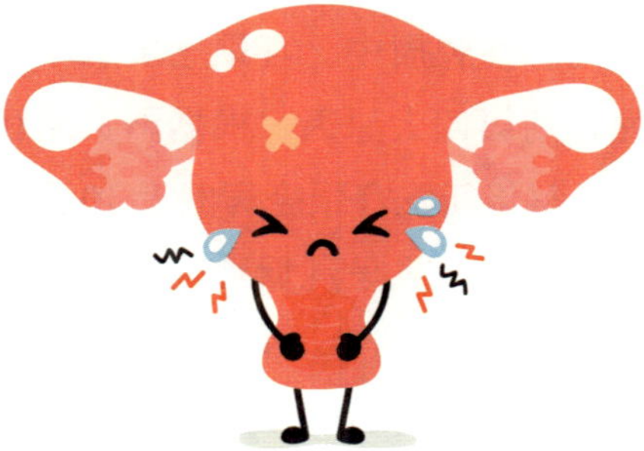

除此之外，

在妇科门诊，

经常会听到这样一些问题

大夫，我为什么会得宫颈癌？

大夫，我体检发现 HPV 阳性，会不会得宫颈癌？

大夫，我家里有人得了宫颈癌，我是不是也会得？

……

你是否曾经或正在被这些问题困扰？

## 在我国，发病率与死亡率双增长

在女性常见恶性肿瘤中，宫颈癌发病率较高，也是导致女性癌症死亡的第四大原因。根据国家癌症中心发布的数据显示，我国每年新发宫颈癌病例近 10 万人，因宫颈癌死亡病例超过 3 万人，且呈现低龄化趋势，其已成为影响女性生命健康的“重大杀手”。在我国，2000—2007 年，宫颈癌发病率每年增速为 16.0%；2007—2016 年，我国宫颈癌发病率每年的增速为 2.9%；2000—2016 年，宫颈癌死亡率每年的增速为 5.4%。

不仅如此，我国宫颈癌发病和死亡分布具有明显的地域差异。2022 年中国肿瘤登记数据显示：2017 年中部地区发病率和死亡率最高，西部略低，东部地区最低。华中地区和西北地区发病率和死亡率显著高于全国平均水平，华北地区发病率和死亡率明显低于全国平均水平。农村地区的发病率和死亡率均略高于城市地区，但城乡间差距在逐渐缩小。

## 发病率与死亡率的年龄前移

我国宫颈癌的发病率和死亡率随年龄增长而变化，但近年来呈现年轻化趋势。中国肿瘤登记相关数据显示，20 岁之前宫颈癌发病率处于较低水平，自 20 岁以后开始上升，50—54 岁达高峰，之后逐渐下降。25 岁之前其死亡率处于较低水平，25 岁以后随年龄增加逐渐升高，80—84 岁达到高峰。宫颈癌发病率最高的年龄段，在 2000 年为 70 岁及以上，但到了 2014 年前移到了 40—59 岁，尤其是农村地区，宫颈癌诊断的平均年龄下降了 5.18 岁。

## 不同类型宫颈癌的影响

有一天，王女士和李女士同在宫颈专病门诊就诊，候诊时她们在诊室外轻声交流了起来，交换了彼此的检查结果才得知都是 HPV 感染，但是分型不同，李女士是 HPV18 型阳性，而王女士是 HPV52 型阳性。尽管门诊医生让两个人都做阴道镜检查及活检，李女士因 TCT 结果是正常的让她稍显镇定，但王女士却因 TCT 结果写着英文缩写 HSIL 而忐忑不安。然而，1 周后她们再次相遇在妇科门诊时，却是感慨万千。李女士阴道镜结果宫颈外观光滑，病理结果是宫颈腺癌，而王女士阴道镜结果宫颈外观重度糜烂，病理结果是宫颈鳞癌。让李女士百思不解的是 TCT 结果正常为何也患了癌，宫颈外观完全正常怎么可能是癌，腺癌和鳞癌又有什么不同？

宫颈作为子宫的门户，位于子宫的最下方，长约 3cm，部分位于阴道内，这也是妇科窥器检查可以看到的，该宫颈表面覆盖的是鳞状细胞，就是像鱼鳞一样的上皮细胞；而宫颈的上段管腔内大多被柱状上皮细胞覆盖，该上皮细胞有腺体分泌功能。

根据被 HPV 感染并发生病变的细胞类型不同，宫颈癌的种类也不同，其中 75%～80% 为鳞状细胞癌，即病变的细胞常呈团块状突出于宫颈表面，被称为外生型生长；子宫颈腺癌是子宫颈腺体细胞被感染并发生的病变，一般不会向子宫颈外突出，在子宫颈管内生长并逐渐增大，导致宫颈管增粗，被称为桶状改变。近年来，子宫颈腺癌的发生率呈上升趋势，占 20%～25%。其他病理类型还有腺鳞癌、绒毛状管状腺癌、腺样基底细胞癌等，比较少见。

子宫颈鳞癌患者的 HPV 感染以 HPV16 型为主，HPV18 型仅占 HPV 阳性肿瘤的 5%～17%，而在子宫颈腺癌中则以 HPV18 型感染为主，所占比例高达 34%～50%，提示 HPV18 感染在宫颈腺癌发病中可能起着重要作用。与子宫颈鳞癌相比，子宫颈腺癌预后较差，多于早期即发生盆腔淋巴结转移及远处转移。据报道，子宫颈腺癌的远处转移率为 46%，鳞癌为 12.5%；子宫颈腺癌的 5 年生存率为 51%，鳞癌为 68%。

## 宫颈癌也会转移

与所有恶性肿瘤一样，宫颈癌的癌细胞也会转移，但转移的方式有所不同。宫颈鳞癌细胞有点像“恋家的孩子”，一般是向邻近组织和器官侵犯蔓延，但宫颈的“邻居”很多，向下可侵犯阴道穹窿及阴道壁，向上可侵犯子宫体，向两侧可侵犯盆腔组织，向前可侵犯膀胱，向后可侵犯直肠。

此外，淋巴转移也是较为常见的转移形式。淋巴的重要程度与血管一样，它遍布身体的各个角落，如果说血管像管道一样把氧气和养分运输到身体的各个部位，那么淋巴就像下水管道，把器官和细胞产生的代谢垃圾运输到体外，它们像身体的安保部门，一旦癌细胞入侵，淋巴细胞就会迅速增殖，进入战斗模式，所以肿瘤组织也可能侵入淋巴管，形成细胞团，这种情况称为癌栓，其跟随淋巴液流动转移至局部淋巴结，转移到宫旁、髂内、髂外、闭孔、髂总、腹股沟淋巴结等处，晚期肿瘤甚至可远远地转移到锁骨上及全身其他淋巴结。恶性肿瘤通过血液的转移叫作血行转移，血行转移在宫颈癌中比较少见，如果出现，较为常见的部位是肺、肝及骨。一旦发生远处转移，则提示疾病较为严重，预后不佳。

# Part 2

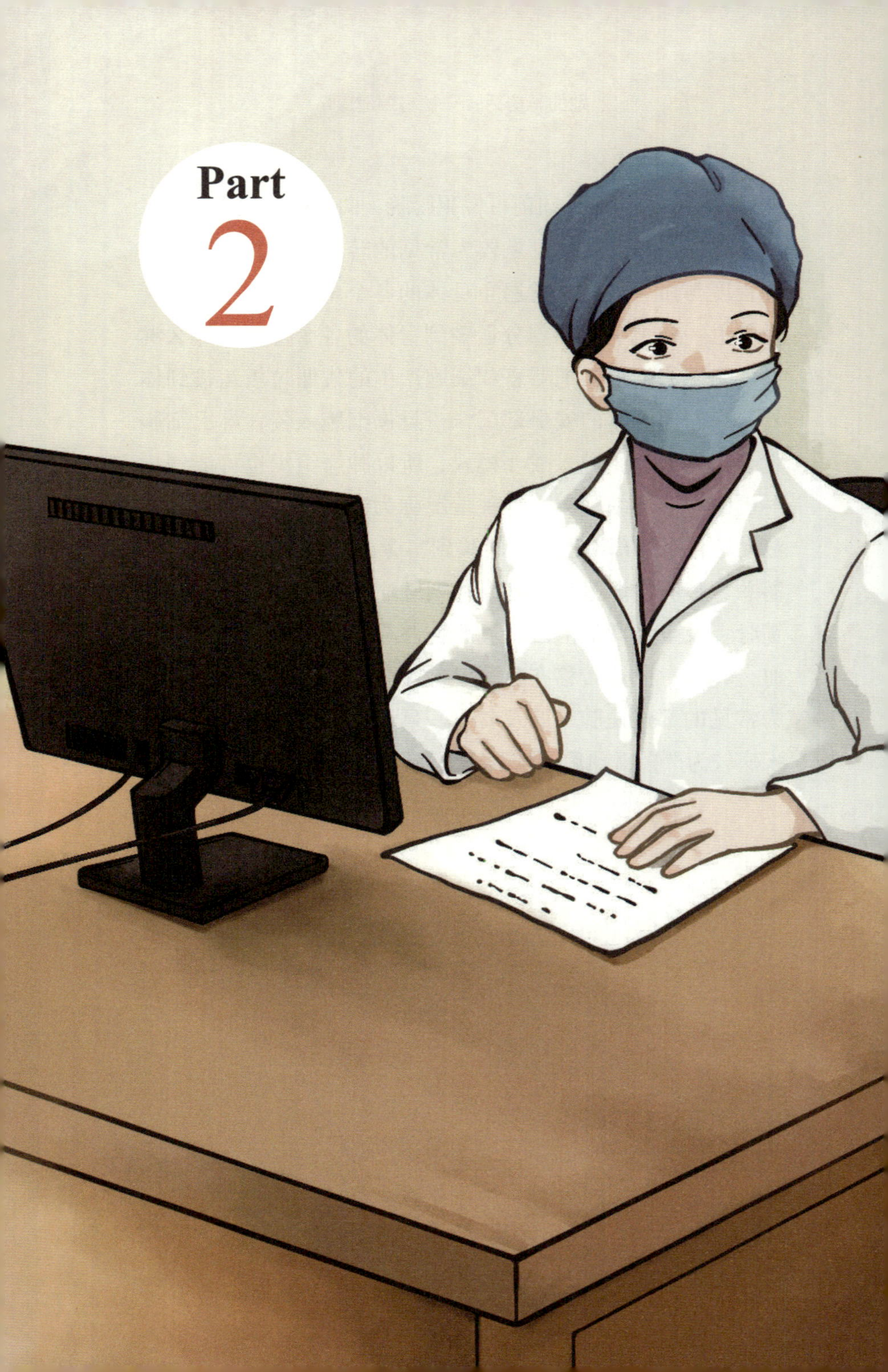

# 为何会得宫颈癌

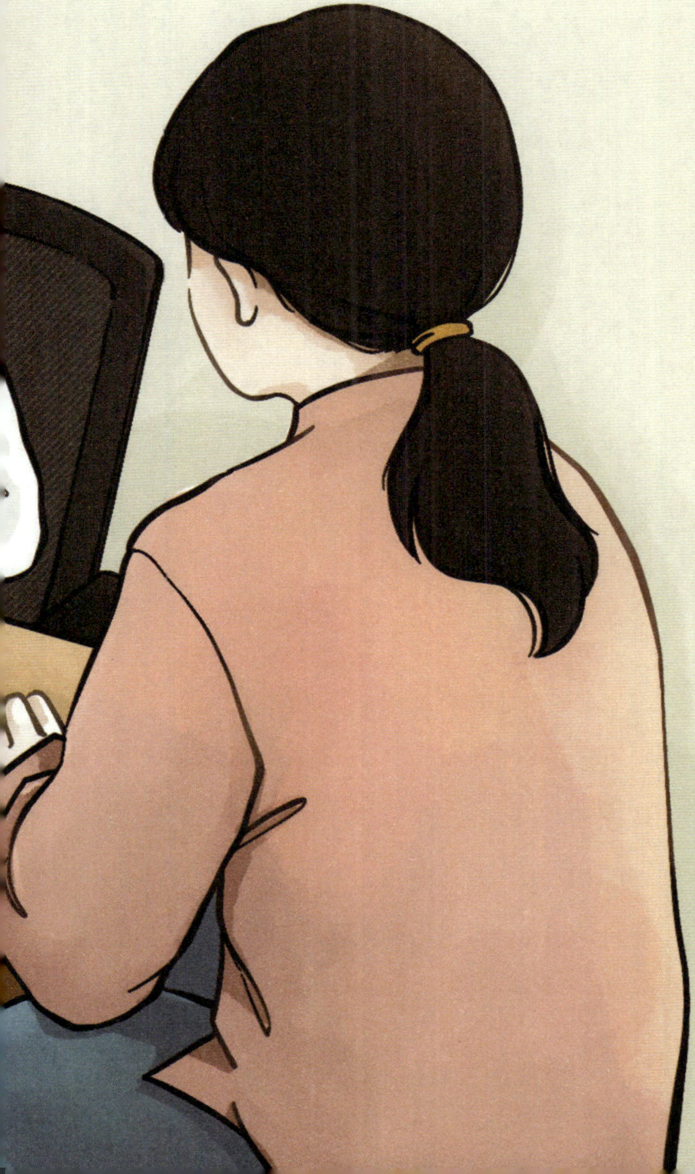

王女士，48岁，因“同房后阴道出血”到医院就诊。既往没有做过体检。医生问病史时发现，她曾有3位性伴侣。于是为王女士进行了相关检查并用毛刷取了宫颈样本。结果显示：宫颈HPV16型阳性。随后的阴道镜活检病理提示：宫颈鳞状细胞癌。

张女士，40岁，结婚15年，孕前体检发现HPV58型感染，当时刚结婚没多久，医生也建议她定期复检。但是她感觉不疼不痒的，没有白带增多，也没有阴道出血，没有任何其他感觉，就没有重视，后来偶尔参加单位的体检，报告也提示HPV58型感染。张女士认为感染这么多年了，一直都没问题，更是没当回事。不知不觉这么多年过去了，身边比她小的同事这两天一窝蜂地预约HPV疫苗接种，还告诉张女士45岁以后就超龄不能接种了。张女士想着自己之前感染过HPV58型，便邀请闺蜜跟自己一起检查，然后也预约接种疫苗。可是，这次依然被查出HPV58型阳性。医生建议做了TCT和阴道镜检查，TCT报告非典型鳞状细胞意义不明确，最终确诊为宫颈癌。

其实，临床上像张女士这种持续性感染同一型 HPV 的情况比较多，不重视的人也很多，张女士属于比较典型的案例，最终的结果也非常令人惋惜。

这样的故事每天都在上演……

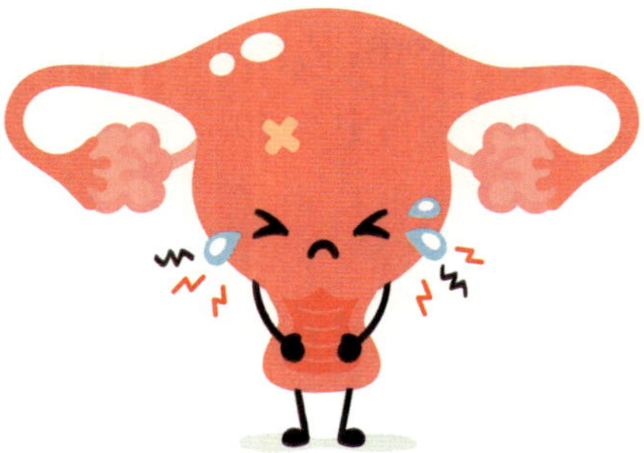

患宫颈癌没那么容易，做好预防也可以不得！

## HPV 持续感染是宫颈癌的明确病因

人们研究宫颈癌已经有 100 多年了，19 世纪时人们就发现修女极少患宫颈癌，对此有人进行了相关研究，认为宫颈癌与婚产、性行为紊乱等有关。

1974 年，德国科学家首次提出人乳头瘤病毒（HPV）与宫颈肿瘤有密切关系。经过数十年的研究，到目前为止，对宫颈癌的病因学研究已经基本明确，即高危型 HPV 持续感染是导致宫颈癌及其癌前病变的主要病因。就目前已知的 200 多种 HPV 型别中，有 13～15 种与宫颈癌前病变和宫颈癌发病密切相关。约 90% 的宫颈癌前病变和宫颈癌组织中可发现高危型 HPV，其中约 70% 与 HPV16 型和 HPV18 型相关。

## 感染了 HPV，就一定患宫颈癌吗

有些女性看见自己化验报告结果显示 HPV 阳性，担心患上宫颈癌，就开始紧张、恐惧，甚至经过多位妇科专家反复确认没问题，也不能平复内心的忐忑。

在此，必须强调：**HPV 感染是宫颈癌发生的必要条件，但一定不是充分条件！要记牢：感染了 HPV，不一定就会得宫颈癌。**

HPV 是目前世界范围内唯一发现的可以直接致癌的病毒。在女性的一生中，约 80% 的人群都曾经感染过 HPV，更是高达 70% 以上的人有感染高危型 HPV 的概率，但感染高危型 HPV 并不一定就会得宫颈癌，90% 的 HPV 感染者在 1～2 年内可通过免疫系统自行清除，这是 HPV 感染最常见的结局。低危型 HPV 感染的自然消退率较高，平均用时是 7～8 个月，高危型 HPV 感染自然消退用时为 10～13 个月。只有一小部分免疫力不足以清除 HPV 的感染者，病毒才可能在体内长期潜伏，导致长期、反复、持续感染，增加了宫颈癌的患病风险。然而，从感染 HPV 到宫颈癌发病往往需要 10～20 年的漫长过程。在此期间，任何干预都可阻断疾病的进展，因此未必一定都会患癌。

## HPV 阴性为何也患宫颈癌

尽管大部分宫颈癌与 HPV 持续感染有关，但也有一小部分宫颈癌患者的 HPV 结果为阴性，如宫颈微偏腺癌、内膜样癌、浆液性癌、透明细胞癌等。全球范围内，12.7% 的鳞状细胞癌和 15%～38% 的宫颈腺癌患者的 HPV 结果为阴性。HPV 阴性原因可能为：①鳞状细胞癌的角化不全或角化过度状态导致 HPV 检测结果呈现假阴性；②子宫颈腺癌中的 HPV DNA 载量低于鳞状细胞癌，对腺癌中的 HPV 检测造成了一定的难度。

而且，任何一种 HPV 检测方法都存在一定假阴性率，这与检测目的基因片段、检测方法及其敏感度有关。现有筛查方法尚无法达到 100% 的敏感度和特异度。

因此，临床检测 HPV 阴性时也不能高枕无忧，应该保持健康的生活方式，要定期、规律筛查，并警惕早期的异常表现。

## 30 岁以上女性需警惕宫颈癌

宫颈癌高发年龄为 50—55 岁，但近年来发现，有逐渐年轻化的趋势，常可见到 30 岁左右的年轻患者。为何会这样呢？这要从宫颈癌的发病因素说起。

宫颈癌是多种因素综合作用的结果，HPV 持续感染已被证实是诱发宫颈癌的重要原因，HPV 阳性的女性患宫颈癌的风险是 HPV 阴性女性的 250 倍；其他诱因包括吸烟、多个性伴侣、性生活过早、性传播感染、免疫系统功能下降、经济状况差、遗传因素等。宫颈癌发病年轻化的趋势可能与性生活习惯改变有关。

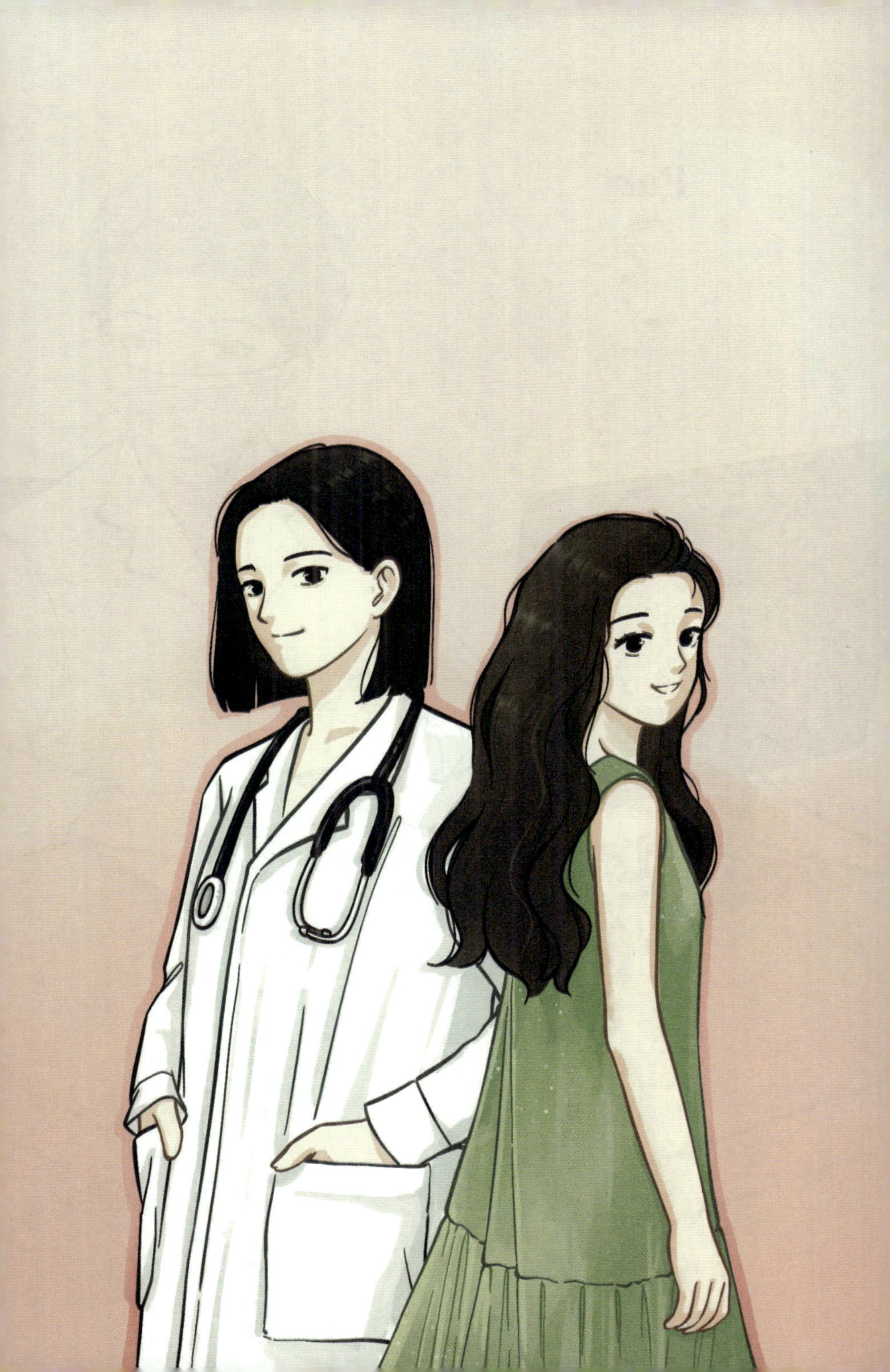

# Part 3

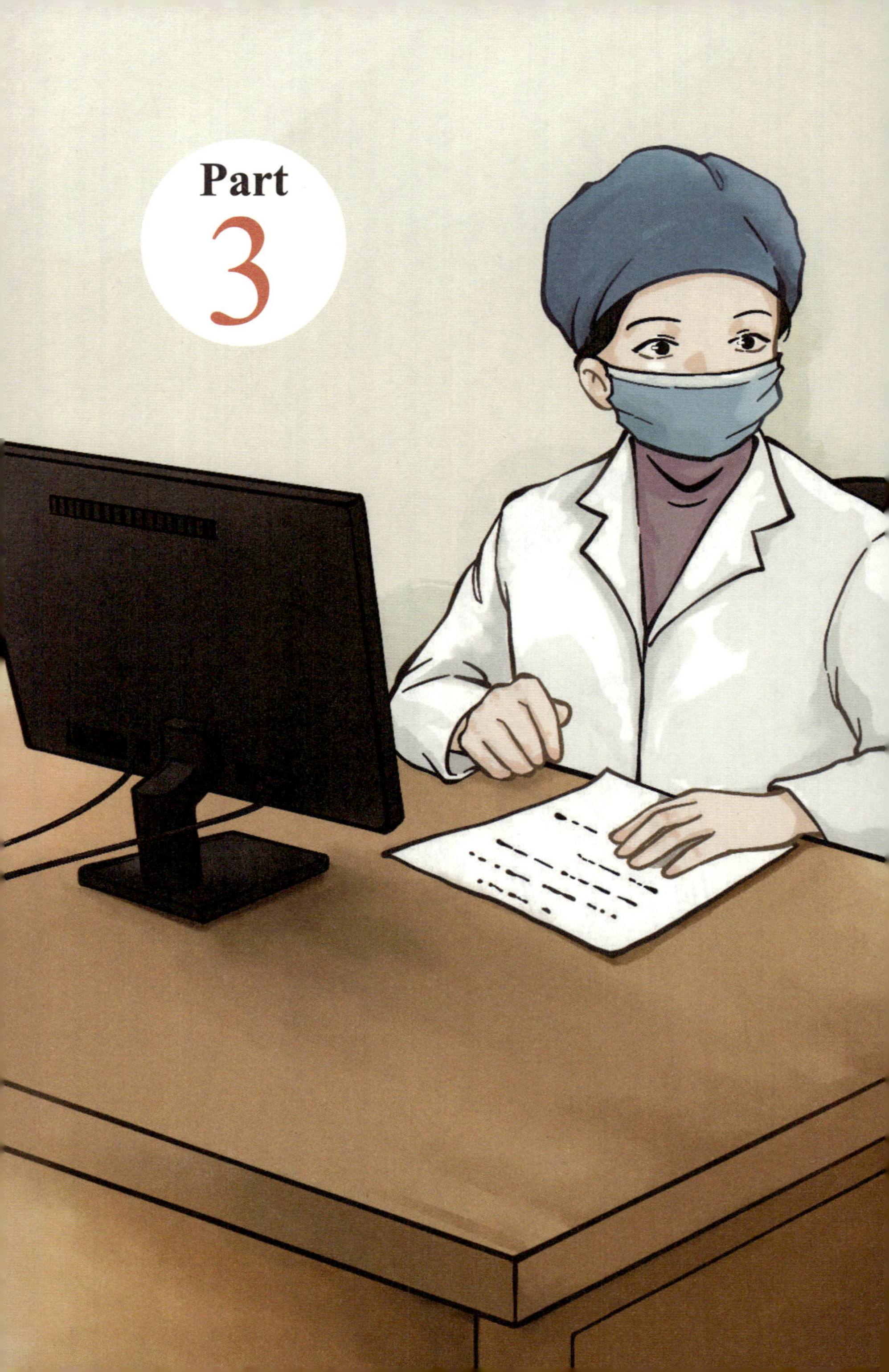

# HPV与宫颈癌间不得不说的事

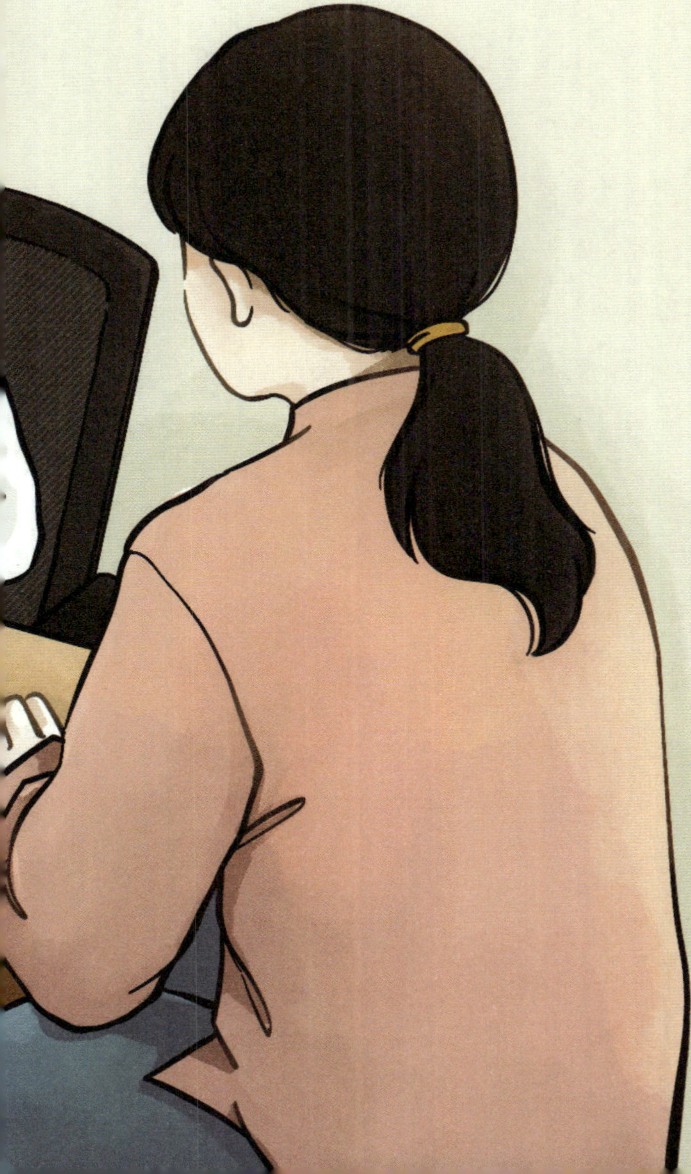

“医生，我都单身好几年了，为什么还感染 HPV?”

这是今年 8 月初一个门诊患者的疑问。记得那是一个周六的上午，一早就有一个 40 岁左右的女性，急匆匆地进了诊室，进诊室后问的第一句话就是上面的问题。她已离异多年，平时单身照顾儿子，工作家庭两头忙，压力很大，经常失眠，更是从没有考虑定期体检。前段时间单位体检提示感染了 HPV16 型，体检中心打电话建议她到专科门诊进一步诊疗。我耐心反复地进行解释，并为她做了阴道镜检查 + 宫颈活检，最后病理结果提示为“CIN Ⅲ”。随后的宫颈锥切手术非常顺利，术后也针对她的生活方式进行了指导。现已术后 3 个月，复查各项指标均正常，HPV 也转为阴性。

其实单身好多年，仍然有可能感染 HPV，这有两种可能，一是单身前已经感染了 HPV，只是没有定期体检，不知道而已；二是其他渠道感染的 HPV，因为性生活不是 HPV 感染的唯一途径，HPV 也可通过生殖器官皮肤接触传播。至于如何感染的 HPV，往下看就知道了。

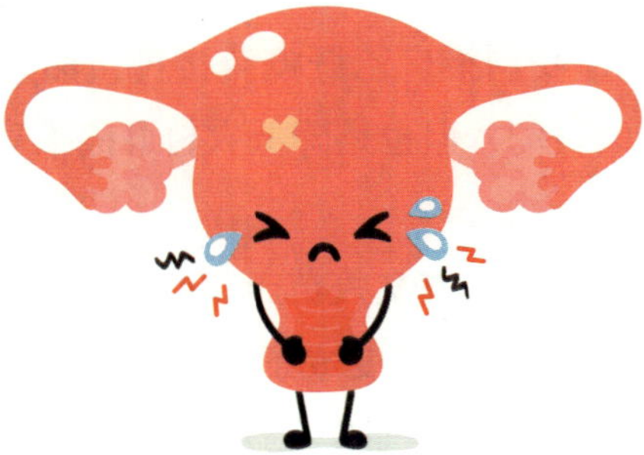

无论是一过性还是持续性 HPV 感染，

定期筛查是关键。

## 20% 的肿瘤源于微生物感染，HPV 也是其中之一

目前研究已证明，微生物感染与恶性肿瘤关系密切，如 HPV 感染导致宫颈癌、幽门螺杆菌感染导致胃癌、肝炎病毒感染导致肝癌等。从抗恶性肿瘤的角度来讲，这些无疑是一个好消息，因为这些恶性肿瘤可以通过疫苗接种来预防。比如，我国推广乙肝疫苗接种虽然是基于婴幼儿抗 HBV 感染的目的，但也是降低农村肝癌疾病负担的重要措施。

对于宫颈癌而言，HPV 疫苗于 2006 年研制成功并上市。HPV 疫苗的出现，宫颈癌变成了人类历史上第一种能够预防的癌症。有专家推测，如果大规模接种 HPV 疫苗，20 年后宫颈癌的发病率将下降 50% 以上。此外，随着近些年筛查技术、预防疫苗和治疗手段的推陈出新，宫颈癌更是有望成为人类历史上首个被消灭的癌症。

## HPV 是怎么感染上的

都说 HPV 感染与多个性伴侣或性生活过早有关，但一些人表示自己并不是私生活混乱的人，不明白为何也会感染上 HPV。甚至一些女性，在检查出 HPV 阳性后，无论之前是否信任老公的人品，冒出来的第一反应就是“难道老公不检点？”。其实，感染 HPV 不代表“道德有问题”。

这还要从 HPV 感染途径说起，性行为传播是 HPV 感

染的主要途径，如性交、口交、同性或异性性行为中的黏膜接触均可造成感染；其次是垂直传播，即从母亲到新生儿的垂直传播，通过羊水、胎盘或在自然分娩过程中与母体生殖器黏膜接触而感染；然后是水平传播，即通过污染物（通过手指、口腔、皮肤等渠道）的接触传播。研究发现，HPV 病毒也可以通过间接接触“被病毒所污染的物品”传播，如毛巾、浴巾、马桶垫、浴盆、衣物等。所以，即便是年龄稍长的女性，没有性生活或性生活不频繁了，忽视定期进行 HPV 筛查或子宫细胞学检查也是错误的。

此外，HPV 能结合人体的 DNA 细胞，病毒一般存在于人体的分泌物中，如果皮肤黏膜上有破口，接触到这些带

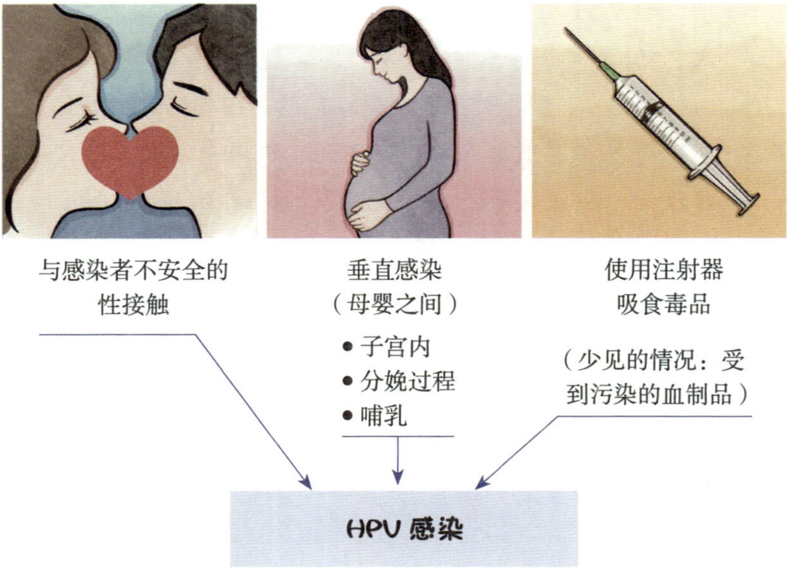

病毒的分泌物也会增加感染机会。所以，真的不能无缘由的责怪你的“另一半”。

需要强调的是，女性确认 HPV 感染后，其性伴侣也要到医院检查 HPV，这样更加稳妥。有数据表明，感染了高危型 HPV 的女性，其男性伴侣检查出 HPV 阳性的概率是 83.1%。进行 HPV 检查，是为了避免反复交叉感染。

### 小贴士：与 HPV 感染有关的疾病

研究表明，至少 90% 以上的宫颈癌都与 HPV 持续感染有关。不止如此，感染不同型别的 HPV，也会有不同的疾病。如超过 90% 的尖锐湿疣与 HPV6 型、HPV 11 型感染有关。现在，我们就来仔细地辨认它吧！

1 型、2 型、3 型、4 型、7 型、10 型、12 型、15 型等感染易引起寻常疣、跖疣、甲周疣、甲下疣、丝状疣、指状疣等。寻常疣可发生在身体的任何部位；跖疣发生在足底；甲周疣发生在指（趾）甲边缘；甲下疣发生在指（趾）甲下面；丝状疣多发生在颈部、额头和眼睑；指状疣主要发生在头发、脚趾间。

3 型和 5 型感染易引起扁平疣，好发于青少年，多发于面部、手背、手臂。

5 型、8 型、14 型、16 型、17 型、18 型、20 型、

31 型、36 型、38 型等感染易引起外阴癌、阴茎癌、肛门癌、前列腺癌、膀胱癌等。其中外阴癌以 16 型、18 型、31 型多见。外阴癌多表现为外阴持续发痒、外阴疼痛、酸痛或压痛、凸起和增厚的皮肤斑块（红色、白色或黑色）、外阴肿块或疣状生长物、月经期间外阴出血或带血的阴道分泌物、外阴开放性溃疡、排尿时灼痛。肛门鳞状细胞癌常有肛门部位不适和瘙痒，肛门边缘有小型肿块，生长缓慢，疼痛极轻微，当侵犯到肛管或者括约肌时则有疼痛，病程长后形成溃疡，局部则有触痛，其分泌物稀淡，常混有血丝，溃疡底部有灰白色坏死组织，周边外翻及颗粒状结节，很容易结痂出血，腹股沟淋巴结增大等。

HPV 6 型、11 型、13 型、32 型、34 型、40 型、42 型、43 型、44 型、53 型、54 型等易感染生殖器、肛门、口咽部、食管黏膜，引发尖锐湿疣等。目前，已证实与尖锐湿疣相关的 HPV 亚型有 6 型、11 型、40 型、42 型、43 型、44 型等，其中 HPV 6 型、11 型是引起尖锐湿疣的最主要型别。尖锐湿疣最常发生于男、女外生殖器及肛周，皮损表现为局部单发或多发针尖大小丘疹，或者乳头状、鸡冠状、菜花状、团块状赘生物，颜色为粉红色至深红色（非焦化性）、灰白色（焦化性）、棕色（色素沉着、出血），可发生破溃、浸渍或糜烂、出血或继发感染。

HPV 16 型、18 型、30 型、31 型、33 型、35 型、39 型、45 型、52 型、58 型等感染易引起宫颈癌、直肠癌、口腔癌、扁桃体癌等。90% 以上的宫颈癌伴有高危型 HPV 感染，HPV 通过性接触（肛门、口腔或阴道）传播。

宫颈癌 HPV 感染率最高的前 5 位为 HPV 16 型、18 型、31 型、52 型、58 型，其中 16 型、52 型、58 型是我国女性感染率最高的 3 位，而 52 型、58 型在我国宫颈癌患者中占比远高于全球占比，因此除 HPV 16 型、18 型外，我国女性还应重视 HPV52 型、58 型。

所以，接种 HPV 疫苗不光能预防宫颈癌，还能预防因感染 HPV 病毒引起的其他疾病，如阴茎癌、肛门癌、外阴癌、口咽癌及生殖器疣等，但需要说明的是，HPV 疫苗接种起到的是预防效果，没有治疗作用。

## HPV 检查需要注意些什么

- HPV 检查前，24 小时内无阴道冲洗和性生活，72 小时内无阴道放药。
- 取样时，别紧张。医生会用取材器在宫颈管取材，将取材器插入子宫颈口1～1.5cm，沿同一方向旋转2～3圈，将刷头立即放入装有保存液的容器中，充分震荡。若同时行TCT的细胞学取材，医生会先行细胞学取材，后行HPV检测取材。

- HPV检查后，可能会因宫颈炎症或黏膜损伤而出现少量阴道出血，通常无须处理，1～2天后可自然停止。如果持续出血应该医院就诊。

## 初次性生活后需立刻查HPV吗

女性在开始有性生活之后，HPV的感染率也随之升高。研究发现，<25岁年龄的女性HPV感染率最高，但大部分（91%）会在2年内自行清除病毒。也曾有针对女大学生群体的数据显示，有性生活后，1年内HPV感染的累积发生率约为30%，3年后感染比例高达50%。但是，这些感染大多是一过性的，在2年之内会自动清除。

目前，我国指南建议对年龄<30岁的女性使用细胞学初筛和HPV分流的策略。对于<30岁的女性（尤其年龄<25岁的女性），不宜轻易进行HPV检测，避免HPV一过性感染导致不必要的心理负担和家庭矛盾。对于该年龄段的女性，建议在TCT结果提示ASC-US时再进行HPV分流检查。

因此，可以在有性生活3年后，定期做宫颈癌筛查。如果出现异常阴道出血、水样分泌物，要随时去做检查。对于其男性伴侣，目前国内尚无上市的针对男性 HPV 检测的试剂盒，男性感染后一般没有特殊表现，但如果有龟头异常赘生物，可以去皮肤科及泌尿外科就诊。

## 年龄超过 30 岁女性，曾有性生活但已单身多年，还要查 HPV 吗

还是需要的。既往感染过的 HPV 病毒可以持续存在或在免疫力低下的情况下重新激活表达，从而被检测出来。曾经有过性生活，就意味着可能存在过 HPV 感染。临床上也发现，一些丧偶若干年的老年女性，也可能会在后续的体检中检测出 HPV 感染，甚至存在高级别宫颈病变。因此，只要有过性生活，即使单身状态下，仍需定期检查 HPV 感染。

## 以往查 HPV、TCT 结果正常，新交往男朋友后查出感染 HPV，是他的问题吗

未必。HPV 病毒可以通过性传播，也可以通过皮肤传播。对某些特殊类型的 HPV 而言，容易黏附在皮肤组织上，感染后可表现为足底疣、普通疣或扁平疣等。而一些 HPV 则更容易黏附在黏膜上，表现为阴茎、宫颈、阴道、外阴口或肛周病变甚至口腔癌、呼吸道乳头瘤等，主要通过性

器官接触感染。

对于正常性生活频率的育龄期女性而言，有 70%～80% 的人一生中曾感染过 HPV，但大多数是一过性的、暂时性的。所以，对于有过性生活的人来说，均有感染 HPV 的可能，感染不等于一定滥交。但是，女性感染 HPV 的风险确实和其男性伴侣数量及其男性伴侣的女性伴侣数量直接相关。频繁更换性伴侣的人群，感染 HPV 的风险是固定性伴侣人群的 10 倍。

## 去年查 HPV53 型阳性，今年查 HPV43 型阳性，怎么办

目前，没有直接治疗 HPV 感染的药物，这就像较为常见的感冒病毒，吃药只针对感冒的症状，并不能将病毒直接消灭，而感冒能“痊愈”，靠的也是自身的免疫力。HPV 同样如此，当人体免疫力下降时，感染的概率就会增高；如果免疫力良好，即使不幸接触到 HPV 病毒，感染概率也会下降。研究表明，几乎所有发生过性行为的人，一生中都有可能发生一种或多种型别的 HPV 感染，而且有可能反复感染。但绝大多数 HPV 感染为无症状的一过性感染，超过 80% 的感染可在 6～24 个月内被机体清除。

性生活是感染高危型 HPV 的最主要途径，因此避免“高危性行为”是预防 HPV 的重要措施，如避免早婚、早孕、多孕、多产，避免多个性伴侣或者性伴侣有多个性伴侣等。

有研究表明，生育5个、3～4个孩子的女性是生育少于3个孩子的女性HPV感染风险的3.72倍和2.83倍。原因可能是多孕多产影响女性体内激素水平的变化，降低机体对HPV感染的免疫应答，导致HPV持续感染或宫颈病变的进展。

## 查HPV后发现低危型阳性怎么办

HPV病毒并非只有一种病毒，而是对HPV病毒家族的统称，其有多种亚型。对于宫颈癌来说，HPV 16型、18型、31型、33型、35型、39型、45型、51型、52型、56型、58型、59型、68型、73型和82型等15个型别是高危型，与宫颈癌发病关系密切。而HPV 26型、53型、66型、73型、82型等5个型别是中等风险型。

通常，低危型HPV感染一般与尖锐湿疣或低级别鳞状上皮内病变相关，不具有宫颈癌筛查作用。大多数女性一生中都可能感染HPV，其中大多数是一过性感染，能够被自身免疫系统清除，并不产生病变。换句话说，就是感染不等于患癌，不用担心。

## 体检查出HPV阳性后，复查间隔多久

一些女性在看到体检报告中HPV检测阳性后，会产生

“不信任，需要进一步确诊”的想法。对于这种情况，再复核时间一般建议间隔 20 天以上。

临床检测 HPV 的标本来自宫颈表面的脱落细胞，而脱落细胞主要来自宫颈表面的鳞状上皮细胞。通常在一次检测后，宫颈表皮鳞状上皮细胞至少约需 30 天才能再度生成足量的成熟细胞。多次取样的间隔时间较短，就可能出现有效细胞不足，甚至出现假阴性结果，造成误诊。所以，如果想再次复查，建议要间隔 20 天以上。

当然，第一次查出 HPV 阳性的患者，并不建议进行多次复查。频率过高（如间隔低于 20 天），检测结果可能有误差。通常 HPV 持续性感染 2 年以上才会引起病变，没有必要频繁奔走于各医院进行重复检测。此外，即便在正规的三甲医院查出 HPV 感染，也不需要每个月检查。通常 HPV 转阴需要一年时间，短期检查可能一直都是阳性，浪费时间、金钱，还会增加思想负担。

### 小贴士：HPV 感染的年龄和地域特点

我国一项多中心、基于人群的研究显示，“17—24 岁”和“40—44 岁”是 HPV 感染的两个高峰年龄段，呈“双峰式”分布。青少年女性是 HPV 首个感染高峰，需重点关注。

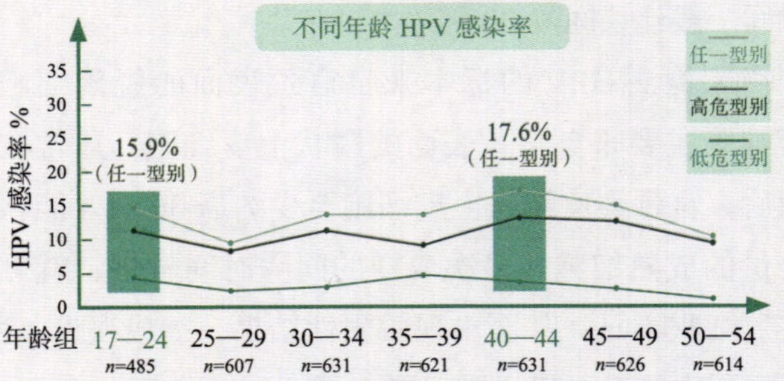


引自 Wu EQ, et.al.Cancer Causes Control. 2013 Apr;24(4):795-803.

此外，由于我国地域辽阔、民族众多，经济发展状况和生活方式存在巨大差异，不同人群、不同民族的 HPV 型别分布的特点也不同。不同的地区高危型 HPV 感染差距很大，从西北地区的 12.2% 到北部地区的 23.8%，其中高危型 HPV 的平均感染率为 20%。

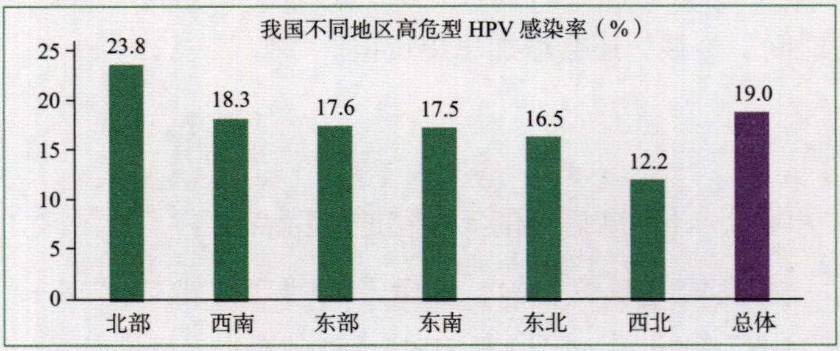


一个国家宫颈癌发病率的高低和这个国家的经济、文化水平有关，也跟地区的经济发展水平、卫生条件和老百姓的意识有关系，如四川的广元、新疆的和田地区等宫颈癌发病率较高，而北京、上海、深圳

宫颈癌的发病率接近发达国家的水平。通常，建议 25 岁开始进行规范的宫颈癌筛查并接种 HPV 疫苗以提高自我保护力。

## HPV 高危型阳性也不必惊慌

即便是筛查发现 HPV 持续感染，也不用紧张，因为从 HPV 感染到宫颈癌是一个漫长的过程，我们有足够的时间来对付它。可见，早筛查是最关键的，发现得越早越能从容应对。

一般情况下，从 HPV 感染进展为宫颈癌前病变的时间约 5 年，从宫颈癌前病变进展为浸润癌则需要 10～20 年。

宫颈癌前病变，即宫颈上皮内瘤变（cervical intraepithelial neoplasia，CIN），是指低级别鳞状上皮内病变和原位腺癌，分 3 个等级（即 CIN Ⅰ、CIN Ⅱ、CIN Ⅲ）。10%～15% 的 CIN Ⅰ可进展为癌变，约 30% 的 CIN Ⅱ可进展为癌变，CIN Ⅲ进展为癌变的风险最大，有研究显示，子宫颈浸润癌 30 年累计发病率为 30.1%。

2014 年 WHO 女性生殖器肿瘤分类，建议采用与细胞学分类相同的二级分类法，即低级别鳞状上皮内病变和高级别鳞状上皮内病变。

低级别鳞状上皮内病变包括 CIN Ⅰ和 p16 免疫细胞化

学染色阴性的 CIN Ⅱ，高级别鳞状上皮内病变包括 CIN Ⅲ、p16 免疫细胞化学染色阳性的 CIN Ⅱ。

宫颈癌的发展过程见下图。

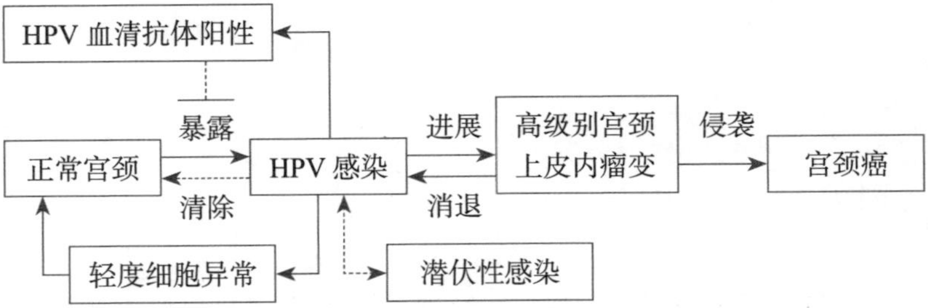


高危型 HPV 感染进展到宫颈癌主要包括 3 个阶段：①各种原因（主要是性行为）引起 HPV 感染，约有 50% 的年轻女性在开始性行为后的 3 年内会感染 HPV，所以有性生活的女性建议每年定期查 HPV；②约 10% 的女性感染 HPV 后 2 年内不能自行消退，发展为持续高危型 HPV 感染，检查可发现轻度细胞学形态异常；③约 10% 高危型 HPV 持续感染或 CIN Ⅰ 将会进展为 CIN Ⅱ/CIN Ⅲ 或宫颈浸润癌。所以，即使发现高危 HPV 感染也不要慌张，及时到正规医院就诊，采取恰当的治疗，来阻止宫颈癌的发生。

若感染了 HPV 16 型和 18 型两个高危型，需加以警惕。HPV 16 型具有致病性强，速度快的特点，一般建议 6～12 个月复查 1 次。而 HPV 18 型的致病特点是发病隐匿。阴道镜检查前医生会核对 HPV 感染的类型，对于 HPV 18 型感染者医生们会更关注颈管内和腺上皮表面等部位进行检查。

## HPV 检查定量检测数值很低应该没事吧

其实未必。HPV 检测值高低与病变严重程度没有绝对的对应关系。目前临床使用的所有 HPV 检测方法尚不能够定量。即便是利用相对光单位 / 临床阈值（RLU/CO）来检测高危型 HPV 的二代杂交捕获 HPV 检测技术，也仅能判断是否阳性，而不能用于估计病变严重程度。只要 HPV 阳性（RLU/CO≥1.0），无论 RLU/CO 值高低，均有导致 CIN 和宫颈癌的可能性。

## 查完 HPV 定量，为何还要查 HPV 型别与 TCT

高危型 HPV 感染与宫颈癌具有更高的相关性。查 HPV 分型更有助于评估近期和远期风险！ TCT 特异性高、灵敏度低，受临床医生取材制片阅片影响，HPV 灵敏度高，两项合查灵敏度可达 100%。

## 为何会出现两家医院查 HPV 感染型别不一致的情况

目前，临床上 HPV 检测产品众多，由于检测目的基因片段、方法及 HPV 亚型不同，不同产品的检测结果可以不同。目前，共有 4 种 HPV 检测技术通过美国 FDA 认证，已经用于宫颈癌初筛，即 HC2、Cervista、Cobas、Aptima，但即使都是 FDA 认证的 HPV 检测技术，检测的目的基因片段、方法和亚型也不尽相同，结果也可能不同。

## 每年查都是同一高危型 HPV 感染阳性，但 TCT 结果正常，怎么办

每年查 HPV，均能查出同一高危型感染阳性，要加以警惕，不能置之不理。目前研究显示，高危型 HPV 52 型、53 型及 58 型在中国人群很常见，在某些地区，感染率甚至超过 HPV16 型和 18 型。例如，HPV 58 型持续感染导致的高级别病变，在临床上并不少见。高危型 HPV 持续感染是导致宫颈癌的重要原因，而持续感染需要阴道镜活检协助排除病变，并不能仅仅因为观察到细胞学阴性后忽视不理了，一定要重视长期随诊，长期随诊和个体化管理对宫颈癌的防治十分重要。

## 多数感染 HPV 的女性 1～2 年内可自行清除，是否不管就行了

其实不可以。HPV 感染自然转阴率与年龄相关。虽然 2 年内，有 91% 的 HPV 感染自动清除，但其限定在年龄＜30 岁的女性中，而在年龄≥30 岁女性中 79%～80% 是一过性感染。而当年轻妇女无法清除 HPV 时进入持续感染阶

段，持续感染状态的妇女随着年龄增大比例增加，这是对年龄较大或性生活时间较长的妇女进行 HPV 检测更有意义的原因所在。

## 如何发现感染了 HPV

HPV 感染可分为潜伏感染期、亚临床感染期、临床症状期和 HPV 相关的肿瘤期，不同期别可出现相应不同的临床表现。感染早期可没有任何临床症状，随着病变程度的加重，会出现接触性阴道出血、异常白带（如血性白带、白带增多等）、不规则阴道出血或绝经后阴道出血。晚期宫颈癌还可出现阴道大量出血，可合并有水样甚至米汤样白带，有时可伴难以忍受的臭味。

此外，晚期肿瘤可能出现由于肿瘤侵犯其他器官所导致的相应症状，如侵犯膀胱可出现血尿，侵犯直肠可出现血便，肿瘤侵透膀胱、直肠可出现瘘，侵犯宫旁压迫输尿管导致肾盂积水可能出现腰疼，肺转移可能导致咳嗽、咯血等相关症状。

## 哪些人容易感染 HPV

两个年龄段的女性容易感染 HPV，需要警惕：一是 20 岁左右的年轻人，HPV 感染率高的多为性活跃的女性；二是 40—44 岁的女性，HPV 感染率高主要与免疫功能下降、清除感染的能力降低及本人或配偶与新性伴侣接触有关。其实，HPV 广泛存在于自然界中，人类感染 HPV 因个体差异等因素有所不同，绝大多数会在短时间内自愈。

除年龄相关的因素外，还有 8 个方面也不能忽视。

① 性生活混乱与多个性伴侣。这是已明确的造成 HPV 感染的重要因素。多数研究表明，HPV 感染与性伴侣数量关系最密切，即性伴侣数越多，HPV 易感的概率就越大。

② 性生活过早（初次性生活＜16 周岁）或其性伴侣性生活混乱，或者是患有其他性传播疾病（尤其是多种性传播疾病混合存在）的女性。

③ 早婚早孕（18 周岁以前）、多孕多产、长期口服避孕药。过多的分娩不仅使体内激素水平增加，也增加了细菌和病毒的感染概率，女性阴道分娩过程中，胎儿通过宫颈口时常常或多或少造成一些局部裂伤，生产后排出的恶露又是细菌繁殖的温床，因此增加了病毒感染的风险。

④ 吸烟或吸毒、饮酒。不良生活习惯会造成身体免疫抵抗力降低、导致体内激素紊乱，很大程度上增加了 HPV 感染的风险性。

⑤ 性激素变化。一些研究显示，HPV 感染率随女性月经周期呈轻度波动，这可能与女性体内激素的变化降低了机体对 HPV 感染的敏感性有关，从而导致 HPV 持续感染或子宫颈病变的进展。

⑥ 机体免疫状况。免疫功能低下的人群，如 HIV 感染者、患有自身免疫性疾病或长期免疫抑制（如肾移植患者

需要长期口服免疫抑制药物）者。

⑦ 外阴阴道炎症。如真菌感染，淋病、非淋菌性尿道生殖道炎，细菌性阴道病等疾病均可增加 HPV 的易感性。

⑧ 其他易感因素。如受教育程度低、营养不良（如缺乏β胡萝卜素、叶酸、维生素 A、维生素 C，微量元素失衡等）、个人卫生状况差、肛门外生殖器部位分泌物增多、局部潮湿、皮肤黏膜薄嫩、易受外伤或皮肤黏膜破损。

## 感染 HPV 还能过夫妻生活吗

即使感染了 HPV，也是可以过性生活的。只是，需要男性在性生活前主动做好手部和生殖器的清洁工作。清洗阴茎时，要将包皮彻底翻起，将包皮垢完全清洗干净，然后再洗肛门；要注意使用避孕套，虽然不能 100% 阻断 HPV 感染，但可以大幅度降低 HPV 感染率。

## 男性做包皮环切手术可减少 HPV 感染吗

男性包皮过长则会藏污纳垢，不仅可以引发妇科炎症，还是诱发 HPV 和其他性传播感染的重要影响因素。阴茎头、包皮、尿道口均为男性 HPV 易感部位。大量研究表明，包皮过长的男性行“包皮环切术”可以减少 HPV 感染，进而减少其性伴侣 HPV 感染的发生率和持续性，降低 HPV 感染的风险。

## 感染 HPV 后会传染给一起生活的孩子吗

感染 HPV 后，如果不注意卫生，通过密切接触，家人的感染概率将大幅度提高，尤其是女性亲友。平时，衣物不要一起放在洗衣机里面洗，尤其是内衣裤、浴巾等，应单独清洗及存放。清洗过程中可用热水浸泡消毒，清洗完毕后暴晒 30 分钟以上。

同时，在性教育时也要给孩子科普 HPV 预防的相关知识。尽量推迟首次性行为的年龄，研究显示，15—16 岁有初始性行为者，其发生 HPV 感染的危险性是≥21 岁者的 2.55 倍，而不足 15 岁即有初次性行为者 HPV 感染危险性是 21 岁者的 3.32 倍。这可能跟青春期女孩下生殖道发育尚未成熟，过早性生活会使宫颈上皮多次重复暴露有关。

还要注意预防性接种 HPV 疫苗。HPV 疫苗在首次性行为之前接种效果最佳。目前获准使用的 HPV 疫苗接种年龄范围在 9—45 岁，最佳接种年龄是 9—14 岁。

## 孕检中发现 HPV 感染怎么办

孕期也能做 HPV 检查，一般在怀孕的中期检查。孕期如果发现 HPV 感染或轻度宫颈病变，先密切追踪随访。如筛查出高危型感染，需要阴道镜医生评估，单纯感染没有合并宫颈上皮内瘤变的可继续妊娠；如果阴道镜检查有问题，由医生根据个体化制定后续妊娠管理及治疗方案。目前研究尚没有明确 HPV 感染引起胎儿不良妊娠结局的证据。

此外，HPV 感染不是做剖宫产的指征，没有证据表明此时做剖宫产对母儿会更有益。

## 每次同房都戴避孕套，还要查 HPV 吗

还是需要检查的。一些研究显示，使用避孕套可以降低由 HPV 感染所致的生殖器疣和生殖道癌症的发生风险。强调性生活的卫生和避孕套的使用，有益于预防 HPV 感染，但避孕套无法完全杜绝 HPV 传播。主要原因是 HPV 可存在于女性子宫颈、阴道、外阴、肛周和男性尿道口、冠状沟、阴茎、包皮、阴囊、肛周等部位。

使用避孕套只能保护被避孕套覆盖的阴茎，不能保护未被避孕套覆盖的体表，这些部位的 HPV 依然可以通过直接接触传染给对方。所有性接触都可能会给 HPV 的传播提供可乘之机。因此，即便是性生活中规范使用避孕套，只能够降低 HPV 感染率，不能百分百保证不被 HPV 感染，仍需要进行 HPV 筛查。

## 做过治疗 / 锥切 / 子宫切除的女性，还需查 HPV 吗

需要。子宫颈上皮内病变属于感染性疾病，该病患者属于 HPV 感染的高危人群，容易出现再次或持续感染。因此，无论采取什么手术方式，术后均需要终身随访复查。即使是切除子宫的患者，术后仍需对阴道残端进行 HPV 取样。

### 小贴士：HPV 检测的“前世今生”

HPV 与宫颈癌的相关性有目共睹，也引起了很多女性的重视，而妇产科医生开展的多项工作也与 HPV 检测息息相关。但是，由于 HPV 是一种直径很小的无包膜的球形双链环状 DNA 病毒，抵抗力很强，在目前科学试验条件下，还无法完成它的体外培养。现阶段研发的 HPV 检测方法都是针对其病毒核酸进行的，包括针对 HPV 病毒的 DNA 和 mRNA 的检测。其中 DNA 检测包括普通聚合酶链式反应（PCR）反向点杂交法、杂交捕获法、实时荧光定量 PCR 法等。

2014 年，美国食品药品管理局（FDA）批准了首个单独用于宫颈癌初筛的 HPV DNA 检测产品（Cobas HPV）。在早期市场，HPV 检测市场主要被 HC2、罗氏 Cobas HPV 和豪洛捷（Hologic）占据，其中杂交捕获技术 HC2 是当时最为强势的品牌，也是最早进

入中国的HPV检测品牌之一，因为其操作简单、设备体型较小而备受欢迎。曾经有人统计了2014—2015年，美国国家生物技术信息中心（NCBI）的PubMed文献数据库（http://www.ncbi.nlm.nih.gov/pubmed/）以“HPV Test”为关键词搜索文献，分别在此条件下添加四种FDA认证的HPV技术商品名“Hybrid Capture 2”“Cobas 4800”“Cervista”“APTIMA”，结果发现HC2相关论文数量遥遥领先。HC2技术是采用免疫技术并通过化学发光使信号放大的检测方法，可以检测13种HPV，进行定性和半定量测定，但不具体区分型别。目前我国临床上应用已经较为少见，但如果医生开立并取样的检查单提示“HC2检测结果阳性”，那就代表存在HPV感染了，需要患者进一步重视及临床咨询相关诊疗方案。

在向医生提出做HPV检查后，获取的样本送去检测的实验室也可能是采用的Cobas检测方法。Cobas是由罗氏诊断推出的一款基于荧光定量PCR技术的HPV核酸检测产品，也是美国FDA认证的可用于宫颈癌筛查的HPV方法之一。它采用的方法为酶切信号放大法（Invader assay），与HC2的共同之处是不需要扩增。这个方法可以通过识别目标DNA与信号放大两个步骤，直接检测特定核苷酸序列，给出的结果即我们俗称的“HPV2+12”：一次性出具3个检测结果，HPV16型和HPV18型单独分型，其余12型出具一个检测结果。该方法配合其自动化平台，凭借其不高的技术壁垒，已经广泛应用在了多个医院检验科、病理科及实验室。当患者手里拿到的报告单提示“HPV16型、HPV18型、其余12型”阳性或阴性时，就是采取的Coabs检测方法。这个方法对于最常见的致癌分型HPV16型、HPV18型有很好的分型作用，能较好地指引医生去做阴道镜的分流筛选。

此外，几个临床上常用的HPV检测方法还有Hologic豪洛捷的Cervista-HPV和Aptima HPV。其中Aptima HPV于2011年10月28日被美国FDA批准用于HPV检测。它是一种全自动分子诊断检测系统，也是最早的HPV E6/E7 mRNA检测系统。由于HPV E6/E7 mRNA是2个致癌蛋白翻译的模板，对其进行检测降低了传统HPV DNA检测对于一过性HPV感染的检出率，对识别真正有癌变风险的HPV感染具有更高的临床意义。

随着对HPV进一步的深入了解和研究，临床医生对HPV进一步细致的分型要求也越来越高。因为大家发现，除了HPV16型、HPV18型阳性与宫颈癌相关性很高，在中国人的种群范围内，HPV52型、HPV58型等型别的HPV感染亦与宫颈癌的发生发展密切相关。对于 HPV 更为细致的分型检测也渐渐演变成了检测的新主流。例如，美国 BD 公司（Becton, Dickinson and Company）研发的 BD Onclarity HPV Assay。该技术于 2018 年 2 月 12 日由 FDA 批准，也是以 HPV E6/E7 DNA 作为靶点进行 HPV 检测，能一次性检测 14 种高危 HPV（16、18、45、31、33、35、39、51、52、56、58、59、66 和 68 型），作为全的新 HPV 检测方法。该方法主要依托 BD Viper LT 系统，系统内部集成了样品处理、核酸提取、即时聚合酶链式反应（RT-PCR）扩增检测及结果报告，最小化降低人为干预，所采用的技术原理主要是实时荧光定量 PCR，能够达到比较好的临床分型需求。因此，一些医院中，HPV 检测可能会看到具体 HPV 感染的型别。这些结果能够更好地让临床医生进一步判断 HPV 感染状态、疾病可能的进展及预后。

又有人会问：“既然是检测病毒感染，那么检测 HPV 能不能像甲流、乙流一样，在家里自己取点标本就能自己进行检测呢？”实际上的确存在“自取样 HPV 检测”，但自取样的标本最终需要送到专门的实验室完成后续检测。

“自取样 HPV 检测”是受检者自己通过网上申请、自己经阴道取得标本、邮寄，再通过互联网查询结果的一项居家操作。自采样采集工具包括自采样垫、卫生棉条、各种拭子、阴道灌洗液、各类刷子等。早在2017年，“自取样HPV检测模式”获得美国克利夫兰医学中心评选的“十大2017年度影响未来的全球医学创新成果”，位列“十大医学创新成果”第九位，改变了HPV检查只能在医疗机构中实施的传统模式。通常的操作步骤为：洗手→打开取样器包装→站立位，将取样刷缓缓推送到阴道顶部→旋转3～5圈，轻轻取出→固定样本，不论选择何种工具取材，最终标本都是宫颈上皮脱落细胞。取样器取材之后，进行样本固定，邮寄样本至实验室，随后进入最重要的检测环节。后续的DNA检测也是依赖于第二代杂交捕获技术（HC2），实时荧光定量PCR检测法，酶切信号放大技术和芯片杂交技术或DNA/RNA微阵列，与医院筛查有着“殊途同归”之妙。

HPV检测在宫颈癌筛查的应用，经历了细胞学检查的辅助诊断、与细胞学联合筛查、单独用于宫颈癌初筛3个阶段。国内外大量证据表明，HPV检测筛查CIN2级的灵敏度可达97%，特异度达85%。2015年，我国“两癌筛查”项目开始试点HPV初筛。2021年，郎景和院士和乔友林教授的团队在*JAMA Oncology*上发表的一项重要研究成果发现，高危型HPV检测作为初筛方法，CINⅡ的检出率约是细胞学检查或VIA/VILI的2倍；高危型HPV检测阴性的女性，在2年内发生宫颈癌高级别病变的风险极低。结论认为，相较于细胞学检查或 VIA/VILI 检查，高危 HPV 检测能够检出更多癌前病变，也更能确保检测阴性结果的女性在 2 年内不会发生病变。HPV 检测的临床意义更为显著。

## HPV 疫苗为预防宫颈癌守好第一关

值得庆幸的是，HPV 预防性疫苗诞生了，接种 HPV 疫苗可达到预防和减少 HPV 持续感染的风险。

2020 年 11 月，世界卫生组织正式颁布全球首个消除宫颈癌的战略建议，并首次提出了 2030 年消除宫颈癌的全球防控战略目标，从预防、早期筛查、早期诊断三阶段着手，设立了以下三个目标。

- 至少 90% 的女性在 15 岁前完成 HPV 疫苗接种。
- 70% 的女性定期接受高效检测方法的宫颈癌筛查。
- 90% 确诊宫颈疾病的女性能够得到治疗。

为了尽快完成和实现该战略目标，世界卫生组织于 2021 年又更新了关于预防宫颈癌的筛查和治疗建议。

- 对于一般女性群体，推荐从 30 岁开始，采用筛查－治疗方法，检测 HPV- DNA，每 5～10 年定期筛查 1 次，或者从 30 岁开始，采用筛检－分诊－治疗方法，检测 HPV-

DNA，每5～10年进行1次定期筛查。

- 对于感染人类免疫缺陷病毒（HIV）的女性群体，建议从25岁开始，采用筛查－分诊－治疗方法进行HPV-DNA检测，每3～5年定期筛查1次。

2022年世界卫生组织再次发布关于宫颈癌一级预防的HPV疫苗接种问题的内容更新，WHO建议接种HPV疫苗的首要目标人群是性活跃前期的9—14岁女孩。

- 两剂次接种程序：目前的证据支持该推荐接种程序，对首要目标人群从9岁开始接种2剂次HPV疫苗，以及对已批准2剂次接种程序的大年龄群体接种2剂次，第一剂和第二剂的最短间隔为6个月。

- 单剂次接种程序的替代方案：作为一种超说明书的接种方案，可用于9—20岁女孩和男孩。

- 免疫功能低下人群接种程序：免疫功能低下或HIV感染人群者，无论年龄或抗反转录病毒治疗状况，应接种至少两剂HPV疫苗（间隔≥6个月），并尽可能接种三剂HPV疫苗。

## 接种HPV疫苗免费吗

在中国大陆地区，HPV疫苗是二类疫苗，属于公民自费自愿接种的疫苗，不是免费接种。不同效价和不同生产厂家的疫苗价格各有不同，各地也会根据物价有所浮动，大家可根据自身情况及经济条件做出选择。

| 中国大陆地区可接种的进口和国产 HPV 疫苗 | | | | |
|---|---|---|---|---|
| | 二价（bv-HPV） | 四价（qv-HPV） | 九价（9v-HPV） | 国产二价（bv-HPV，Ec） |
| 制造商 | GSX | Merch | Merch | 厦门万泰沧海 |
| 适用人群 | 9—45 岁女性 | 9—45 岁女性 | 9—45 岁女性 | 9—45 岁女性 |
| VLP 型别 | 16/18 | 6/11/16/18 | 6/11/16/18/31/33/45/52/58 | 16/18 |
| 预防 HPV 相关疾病（中国批准） | • 70% 宫颈癌<br>• CIN Ⅰ、CIN Ⅱ / Ⅲ、AIS | • 70% 宫颈癌<br>• CIN Ⅰ、CIN Ⅱ / Ⅲ、AIS | • 90% 宫颈癌<br>• CIN Ⅰ、CIN Ⅱ / Ⅲ、AIS<br>• 9 种 HPV 相关亚型感染 | • 70% 宫颈癌<br>• CIN Ⅰ、CIN Ⅱ / Ⅲ、AIS<br>• HPV16/18 持续感染 |
| 价格 | 580/ 剂 | 798/ 剂 | 1298/ 剂 | 329/ 剂 |
| 表达系统 | 杆状杆菌 | 酿酒酵母 | 酿酒酵母 | 大肠杆菌 |
| 抗原含量（μg） | 20/20 | 20/40/40/20 | 30/40/60/40/20/20/20/20/20 | 40/20 |
| 免疫程序（接种方法） | 第 0 个月、第 1 个月、第 6 个月 | 第 0 个月、第 2 个月、第 6 个月 | 第 0 个月、第 1 个月、第 6 个月 | • 第 0 个月、第 1 个月、第 6 个月<br>•（9—14 岁可以接种 2 剂） |

## HPV 疫苗安全吗

在中国，由于 HPV 疫苗上市的时间并不久，可能还不足以累积起足够的数据，但批准在国内上市之前，HPV 疫苗也会进行足够长时间的临床试验，以获得安全有效的证据。在国外，关于 HPV 疫苗的安全性，更是已经有了很多深入地研究，得到了很多可靠数据。

## 接种 HPV 疫苗怎样预约

HPV 疫苗可以选择线上预约（如网络、电话）或线下预约，一般在当地配有 HPV 疫苗的正规医疗机构、当地疾控中心、妇幼保健院、附近的社区医院或社区卫生服务中心进行预约。也可以提前打电话咨询预约，但一定要注意避免在不正规的网站及渠道购买疫苗；可通过公共卫生热线电话 12320 查询真假。

## 接种 HPV 疫苗前，要检测 HPV 吗

可以，但不是必须，如果已经感染了某型 HPV 病毒，可选择覆盖面积更大的疫苗来预防其他亚型的 HPV 感染。但需要注意的是，对已感染的病毒并没有治疗作用。一般认为不用在疫苗接种前常规做 HPV 检测。

## 感染过 HPV，接种疫苗还有效吗

即使是 HPV 检测“阳性”的适龄人群，接种 HPV 疫

苗也是受益的。接种 HPV 疫苗是预防 HPV 感染的有效措施，但不能 100% 预防宫颈癌的发生。因此，接种过疫苗的适龄女性仍需要定期进行宫颈癌筛查，以便早发现、早干预，避免进展为宫颈癌。

## 接种 HPV 疫苗期间怀孕了，需要终止妊娠吗

在接种 HPV 疫苗期间发现怀孕了，也不用终止妊娠，只需停止后续剂次的 HPV 疫苗接种，等哺乳期后再进行补种（目前的临床试验尚未证实血清 HPV 抗体经母乳分泌，但鉴于多种药物可经母乳分泌，且 HPV 疫苗接种的安全性研究数据尚不充分，故此哺乳期女性应谨慎接种 HPV）。补种时，也无须重新从第一针开始接种，只需完成剩下剂次的疫苗即可。如果恰好接种完成最后一剂疫苗时发现怀孕，也不必因为接种了疫苗而终止妊娠。有临床数据显示，部分女性在未知怀孕的情况下接种疫苗后，其妊娠结局或胎儿发育方面均未发现有特别的安全性问题。

## 备孕期间能接种 HPV 疫苗吗

目前，尚无证据证明 HPV 疫苗对妊娠和胎儿发育有不良影响。但如果在备孕，我国专家不建议接种疫苗；但接种后，发现怀孕了，建议剩余的针剂推迟到分娩之后；对

于哺乳期女性，我国专家意见是“谨慎推荐”。所以，不建议备孕期间接种 HPV 疫苗，如果已经接种了疫苗又准备怀孕的女性，建议在全程接种完成后 3 个月再考虑怀孕。

此外，美国 CDC 和疫苗生产商对怀孕期间接种 HPV 疫苗的安全性进行监测显示，每一种疫苗制造商都建立了妊娠记录处，以跟踪接种疫苗孕妇的结局，密切监测并未发现任何健康问题。美国疫苗不良反应上报系统（VAERS）也监测了妊娠期间接种 HPV 疫苗女性的妊娠结果。2006 年 6 月—2013 年 12 月，在对来自公众而非制造商(VAERS)的报告中，有 147 份关于妊娠期接种四价 HPV 疫苗的报告，并未有胎儿意外不良事件的发生。

## 月经期可以接种 HPV 疫苗吗

月经期间可以接种 HPV 疫苗，但是一些女性在月经期可能会有头晕、疲惫等不适，如果经期接种 HPV 疫苗，可能会分不清症状是否为疫苗的不良反应。所以，建议最好在身体状态良好的情况下去接种，这样可避免一些不必要的困扰。建议在月经结束后 2～3 天再接种疫苗，毕竟推迟几天接种也不会影响疫苗效果。

此外，接种 HPV 疫苗，并不会引起月经推迟或提前，部分接种过 HPV 疫苗的女性出现月经推迟或提前，大多数并非是疫苗因素引起，如心情、天气、睡眠、饮食等。

## 下生殖道癌前病变或癌症患者要接种 HPV 疫苗吗

研究显示，既往下生殖道宫颈高级别上皮内瘤样变的女性在治疗后仍可能再次发生 HPV 感染或感染持续存在。另一项意大利前瞻性随机对照研究发现，对 45 岁以下曾接受 HPV 相关疾病治疗且入组时 HPV 检测、细胞学检查及阴道镜检查均呈阴性的女性，进行至少为期 3 年的随访结果显示，术后接种四价 HPV 疫苗的女性复发率显著低于术后未接种的女性。所以，对于既往宫颈高级别上皮内瘤样变接受过消融或切除性治疗的适龄女性，仍建议接种 HPV 疫苗。

## HPV 疫苗好多种，有何区别，怎么接种

目前 HPV 疫苗有二价、四价、九价三种，均已在我国批准上市。二价疫苗主要针对 16 型、18 型两种 HPV，同时对 31 型、33 型、45 型有交叉保护力。四价疫苗主要针对 HPV6 型、11 型、16 型、18 型，同时对 HPV31 型、33 型、45 型有交叉保护力。九价疫苗主要针对 HPV6 型、11 型、16 型、18 型、31 型、33 型、45 型、52 型、58 型。二价、四价、九价 HPV 疫苗在免疫原性、预防 16 型、18 型 HPV 相关的宫颈癌的效力、效果均无差别。

从宫颈癌整体预防来看，二价疫苗可预防 70% 的宫颈癌；四价疫苗可预防 70% 的宫颈癌和 90% 的尖锐湿疣；九

价疫苗可预防90%的宫颈癌和90%的尖锐湿疣。可以理解为，对于宫颈癌的预防，二价疫苗是“雪中送炭”，四价疫苗是“锦上添花”，九价疫苗是“更上一层楼”。

具体接种的方法如下。

二价进口疫苗：推荐第0、1、6个月各接种1剂，每剂0.5ml。

二价国产疫苗：推荐第0、1、6个月各接种1剂，每剂0.5ml。9—14岁女性可选择第0、6个月分别接种1剂，每剂0.5ml。

四价疫苗：推荐第0、2、6个月各接种1剂，每剂0.5ml。

九价疫苗：推荐第0、2、6个月各接种1剂，每剂0.5ml。

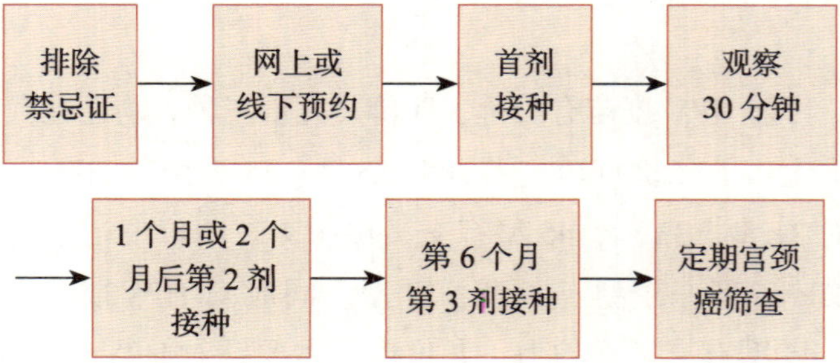


若不能按期完成3剂疫苗接种，可能会使疫苗不能达到预期保护作用。如果不能按照推荐的时间按时接种，也可以在一定范围内调整接种时间，一般不建议提前接种。

四价疫苗和九价疫苗首剂与第2剂至少间隔1个月，第2、3剂至少间隔3个月，所有3剂需在1年内完成。

二价疫苗首剂与第 2 剂的间隔，进口疫苗为 1～2.5 个月，国产疫苗为 1～2 个月；首剂与第 3 剂间隔，进口疫苗为 5～12 个月，国产疫苗为 5～8 个月。

四价疫苗 3 剂全部完成接种后，还希望接种九价疫苗时，至少需间隔 12 个月，且需完成全部 3 剂接种。

特别说明：美国免疫接种实践咨询委员会（Advisory Committee on Immunization Practices，ACIP）推荐，不论疫苗系列接种中断了多长时间，都可继续接种，而无须重新开始。

| 项目 | 国产二价疫苗 | 二价疫苗 | 四价疫苗 | 九价疫苗 |
| --- | --- | --- | --- | --- |
| HPV 型别 | 16/18 | 16/18 | 6/11/16/18 | 6/11/16/18/31/33/45/52/58 |
| 接种年龄 | 9—45 岁 | 9—45 岁 | 9—45 岁 | 9—45 岁 |
| 预防生殖器疣 | 否 | 否 | 是 | 是 |
| 剂次 | 3 剂（9—14 岁 2 剂） | 3 剂 | 3 剂 | 3 剂 |
| 接种方案 | 0 个月、1 个月、6 个月 | 0 个月、1 个月、6 个月 | 0 个月、2 个月、6 个月 | 0 个月、2 个月、6 个月 |

## 不要盲目等待“九价”疫苗

不要盲目等待“九价”疫苗，也不要盲目等待进口疫苗。目前国内绝大多数地区国产 HPV 疫苗很容易获得，而且效果不亚于进口疫苗，国产二价疫苗安全性及有效性指标等方面均达到了国际先进水平，其三期临床试验结果显示国产疫苗的安全性良好。

此外，也有研究发现，三种进口疫苗预防宫颈癌的效力相当。疫苗接种的关键是在最合适的年龄，也就是说接种 HPV 疫苗，千万不要错过适宜的年龄。目前普遍认为的 HPV 疫苗接种年龄分别是二价 9—45 岁、四价 20—45 岁、九价 9—45 岁。HPV 疫苗除了可以预防宫颈癌以外，还可以有效预防肛门癌、外阴癌、阴茎癌、口腔癌、阴道癌等。

感染之后再接种，疫苗可能会失去原有的效果，会使预防效率大幅度降低，一些人因预约不到“九价”疫苗而盲目等待，可能会错过最佳的接种年龄。聪明的决定是“骑驴找马”，先接种容易获得的疫苗，同时预约“九价”疫苗，等到预约上了依然可以接种。

## 45 岁后真的不能接种 HPV 疫苗吗

HPV 疫苗的说明书推荐适宜年龄是 9—45 岁。45 岁是疫苗做临床试验设定的年龄上限，临床研究数据很少，相比起疫苗接种，45 岁以上更推荐定期筛查。

## 处女用不用打 HPV 疫苗

因为性接触并不是感染 HPV 病毒的唯一途径，儿童、无性生活女性也会感染 HPV。所以即使没有性生活，也需要打 HPV 疫苗。

## 接种完二价、四价疫苗，还可接种九价疫苗吗

可以，但没必要。二价、四价和九价疫苗在预防宫颈癌（主要由 HPV16 型和 HPV18 型导致）方面可以提供相当的免疫原性和保护效力，根据现有的条件，接种三种 HPV 疫苗中任何一种，都是可以的。

## 国外适龄男性可以接种四价疫苗，国内为何不能

国内四价疫苗的临床试验数据主要取自 20—45 岁的已婚女性，没有男性的试验数据作为依据，所以不推荐接种。

如果有条件，男性也可以注射 HPV 疫苗，可以保护自己，因为 HPV 也会导致口腔癌、喉癌、前列腺癌、阴茎癌等疾病；同时，还可以保护性伴侣。相关研究表明，只有男女双方都接种 HPV 疫苗，并且接种率达到 75% 的情况下，才有可能尽快消除导致宫颈癌的 HPV16 型和 HPV18 型。

## 接种 HPV 疫苗后保护作用可持续多久

目前尚未完全确定 HPV 疫苗的保护时限。在国外，二

价、四价疫苗上市之初，宣传的保护有效期是 5 年，但后续研究显示，保护有效期可以更持久，美国疾病控制与预防中心的数据是 8～10 年（这是因为统计数据时 HPV 疫苗上市只有 11 年的时间）。有临床研究分别对完成 3 剂接种的二价疫苗（最长随访时间为 9.4 年）、四价疫苗（14 年）、九价疫苗（7.6 年）随访发现，国产二价疫苗保护作用可持续为 66 个月。随访结果显示，疫苗仍能发挥保护作用，但具体保护时限仍有待研究，因此，在按规定完成 3 剂注射的免疫程序后，目前尚不能确定是否需要额外补充注射以加强免疫。此外，也有研究显示，第一批接种疫苗的人截至目前已经 14 年，体内的抗体仍较高，按照这一情况推算，体内抗体滴度可保护 50 年，疫苗是否终身有效，只能留给时间来验证了。

## 接种 HPV 疫苗后需定期测抗体吗

目前还没有 HPV 疫苗接种后抗体的检测方法。虽然可以在疫苗接种后测定抗体滴度来监测免疫状态，但也不能确定是哪一个 HPV 亚型的抗体。与其他疫苗一样，无法确保 HPV 疫苗对所有接种者都产生保护作用，HPV 疫苗仅用于预防 HPV 感染，不适用于治疗已经发生的 HPV 相关病变，也不能阻止病变的进展。所以，HPV 疫苗接种不能取代常规宫颈癌筛查，也不能取代预防 HPV 感染和性传播疾病的其他措施。为了您的宫颈健康，还是需要定期常规进行宫颈癌筛查。

## 免疫功能低下人群建议接种 HPV 疫苗

1. 人类免疫缺陷病毒（HIV）感染者　HIV 感染者发生宫颈癌等因感染导致的恶性肿瘤风险将会显著上升。有关 HPV 疫苗 3 剂次接种程序用于血清 HIV 阳性的女性、男性及 7—12 岁感染 HIV 儿童的数据显示，该类人群接种 HPV 疫苗是安全的。一项纳入 279 例 9 岁以上 HIV 女性感染者的研究显示，接种四价 HPV 疫苗可显著降低疫苗覆盖型别 HPV 的持续感染发生率。因此，建议 HIV 感染的适龄女性优先接种 HPV 疫苗。

2. 自身免疫性疾病患者　自身免疫性疾病包括桥本甲状腺炎、系统性红斑狼疮、风湿性关节炎、结缔组织病、干燥综合征、白塞综合征等。有研究显示 18—35 岁系统性红斑狼疮女性接种四价 HPV 疫苗后安全性良好，疫苗相关型别的抗体应答率可达 76%～95%。所以，建议患有自身免疫性疾病的适龄女性接种 HPV 疫苗。

3. 糖尿病、肾衰竭接受血液透析患者　瑞典和丹麦国家人口登记记录的研究提示，在患有糖尿病的女性中观察到 CIN2 级及宫颈癌发生风险增加。推荐患有 1 型和 2 型糖尿病的适龄女性接种 HPV 疫苗。

对于患有慢性肾脏疾病（CKD）或肾衰竭的患者，血液透析的适龄女性在病情允许时接种 HPV 疫苗。

**4. 器官/骨髓移植后长期服用免疫抑制药患者** 一项纳入50例女性器官移植患者（包括肾、肺、心、肝）的前瞻性队列研究显示，器官移植患者接种四价HPV疫苗安全性好，末剂接种一个月后疫苗相关型别抗体应答率为52.6%～68.4%；与移植1年后接种相比，移植1年内接种HPV疫苗呈低免疫反应（85.2% vs. 54.5%），结果提示移植1年后接种HPV疫苗更为有利。对于此类人群是否应接种HPV疫苗，建议临床医生与患者共同探讨，根据疾病轻重差别给予个体化建议。

## 接种HPV疫苗后的注意事项

**1. 接种后观察0.5～1小时** 一般情况下，接种后需要在接种室区观察0.5～1小时，尤其是青少年。

**2. 接种部位的局部反应** 接种注意观察是否存在接种部位局部的不良反应，如疼痛、红斑和肿胀等。

**3. 保持接种部位清洁** 接种部位要注意保持清洁、干燥，接种后24小时内不要碰水以避免接种部位感染。

**4. 全身反应** 接种疫苗后还要留意是否有发热、头痛、头晕、肌肉痛、关节痛，以及恶心、呕吐、腹痛等胃肠道症状。一般情况下，这些症状短时间内可以自行缓解。但是，如果这些症状比较严重且短时间内没有缓解，需要及时到医院就诊。

**5. 饮食清淡** 接种HPV疫苗之后，不要食用过于辛辣刺激性的食物，以清淡饮食为佳。

6. 定期进行宫颈癌筛查 接种HPV疫苗只是降低宫颈癌的患病风险，但不代表可以做到100%预防宫颈癌。因为HPV病毒有上百种，其中导致宫颈癌的有数十种，而HPV疫苗只包含几种高危型疫苗，所以对于其他HPV病毒没有预防作用，因此接种HPV疫苗后，依旧要定期做宫颈癌筛查。

7. 避孕 HPV疫苗需要注射3剂，此期间需要注意避孕，如果注射过程中发现意外怀孕，虽然不需要终止妊娠，但为避免孕妇因疫苗接种而影响孕期的情绪，故避孕是比较好的选择。同时，还需要注意妊娠后没有接种完的剂次要暂时停止接种，待哺乳期后再接种剩余的剂次。

## 接种HPV疫苗不能高枕无忧

接种HPV疫苗可以大大降低HPV感染率，但是HPV疫苗不能100%预防宫颈癌。HPV有上百种亚型，即使目前HPV覆盖类型最广的“九价”疫苗也只能针对9种HPV类型进行预防。任何疫苗只是起到预防的效果，并不能够完全彻底的远离某一种疾病。所以，如果过于依赖HPV疫苗，而不重视筛查，就有可能感染其他相对少见的HPV类型，同样并不能避免宫颈癌。所以，想彻底避免宫颈癌的发生，不能少了宫颈癌筛查，只要有了性生活后，就不能忽视定期筛查及个人卫生。

此外，HPV 疫苗可能对子宫颈鳞癌和腺癌外的少见病理类型没有直接预防的作用。无论是否接种 HPV 疫苗，都应该定期进行宫颈癌筛查。

## HPV 疫苗是接种在上臂吗

HPV 疫苗推荐的接种部位为上臂三角肌，注射方法为肌内注射，禁止皮内或血管内注射。选择局部无破损、无红肿、无皮肤疾病的皮肤接种。接种完后要留观 30 分钟到 1 个小时，观察有无过敏反应。注射部位要保持清洁，24 小时内不要沾水，以免发生感染。

具体操作步骤：①将 HPV 疫苗注射液抽取至无菌注射器内，常规消毒皮肤，消毒后待干；②绷紧皮肤后将针头迅速垂直刺入约针头的 2/3，如无回血，缓慢推注药液；③注射完毕后快速拔针，用无菌棉签按压进针点至无出血。

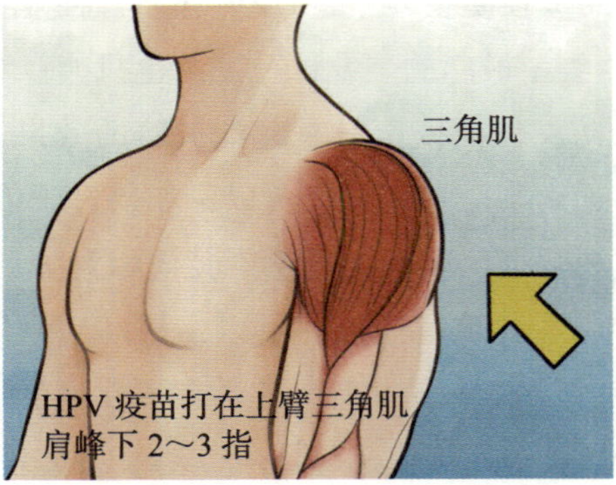

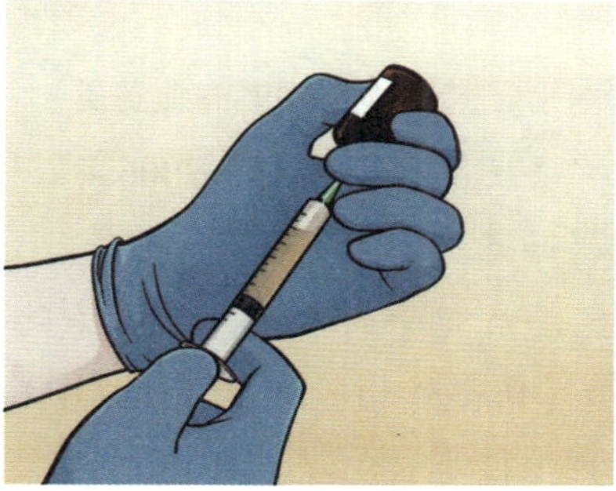
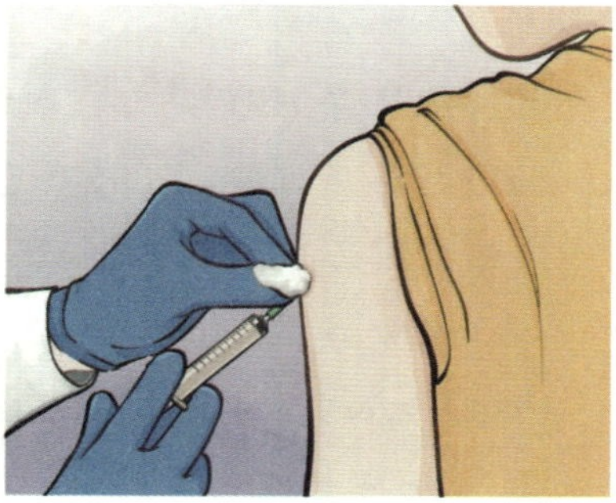

小贴士：HPV 疫苗的诞生、研制和发展历程

2008 年 10 月 6 日，诺贝尔生理学或医学奖揭晓，来自德国的科学家哈拉尔德·楚尔·豪森因发现导致宫颈癌的人乳头状瘤病毒（HPV）而荣获此奖。这个奖项表彰了他在揭示病毒导致恶性肿瘤机制方面的杰出成就。这个出生于德国的白发和善老者以其杰出的贡献，在这一天被全球人类知晓，到目前为止，他的研究成果推动了 HPV 疫苗的研制，已为亿万女性带来福音。

1972 年，英俊的哈拉尔德·楚尔·豪森担任德国埃朗根 – 纽伦堡大学病毒学教授，并开始研究人乳头状瘤病毒（HPV）与宫颈癌之间的关系，但直到 11 年后的 1983 年，他才发现了可致癌的 HPV16 型病毒，1984 年又分离出了 HPV18 型病毒。至此，人类翻开了对宫颈癌致病因素认识的新篇章。

自 HPV 病毒发现后，HPV 疫苗的研发就慢慢开始，1991 年 HPV 病毒样颗粒申请了专利，1999 年疫苗开始进行临床试验，2005 年宫颈癌疫苗研制成功，2006 年在西方国家美国、澳大利亚、墨西哥上市。

HPV 疫苗是由澳大利亚昆士兰大学的伊恩·弗雷泽（Ian Frazer）和华人科学家周健（Jian Zhou）在 20 世纪 90 年代和 21 世纪初开发的。随后，昆士兰大学的研究人员与乔治敦大学医学中心、罗切斯特大学和美国国家癌症研究所的团队合作，创造了疫苗的最终形式。

2006 年经 FDA 的批准，美国制药公司默克公司的“加德西”（Gardasil）疫苗上市。

2006 年 8 月 28 日下午，一对昆士兰姐妹在昆士兰的亚历山大医院接种了全世界第一支宫颈癌疫苗。

2007 年，英国制药公司葛兰素史克向美国申请批准一种名为“希瑞适”（Cervarix）的 HPV 预防疫苗。

2007 年第二季度，得益于快速审查，默克公司的加德西 HPV 疫苗已经在 80 个国家获得批准。

2009 年 10 月，希瑞适被批准在美国使用。

2014 年 12 月，FDA 批准了九价加德西疫苗（Gardasil 9），旨在保护 9—26 岁的女性和 9—15 岁的男性免受 9 种 HPV 毒株的感染。

2015 年，弗雷泽和周健因开发出了世界上第一种宫颈癌疫苗，获得了欧洲发明奖。

2016 年 7 月，希瑞适 HPV 疫苗在中国获得批准，成为中国首个获批的 HPV 疫苗。

2017 年 7 月 31 日下午一名 20 岁的山东德州女孩在当地街道卫生服务中心注射了中国内地第一支宫颈癌疫苗。

2019 年英国批准男孩接种疫苗，将把国家 HPV 疫苗接种规划扩大到 12—13 岁的青少年男孩。

英国将加入澳大利亚、奥地利、巴西、加拿大、以色列、意大利、新西兰、挪威、瑞士和美国等已接种或计划接种男童疫苗的国家行列。

2019 年 12 月底，中国首个国产人乳头瘤病毒疫苗获批，适用于 9—45 岁女性。

2020 年 11 月 17 日，WHO 发布《加速消除宫颈癌全球战略》，包括中国在内的 194 个成员国承诺将会在 2030 年前实现 90% 的女孩在 15 岁前完成 HPV 疫苗接种。

HPV 自哈拉尔德·楚尔·豪森发现至今已经 40 年，但 HPV 疫苗接种历史并不长，疫苗的迭代研究还在继续。

# Part 4

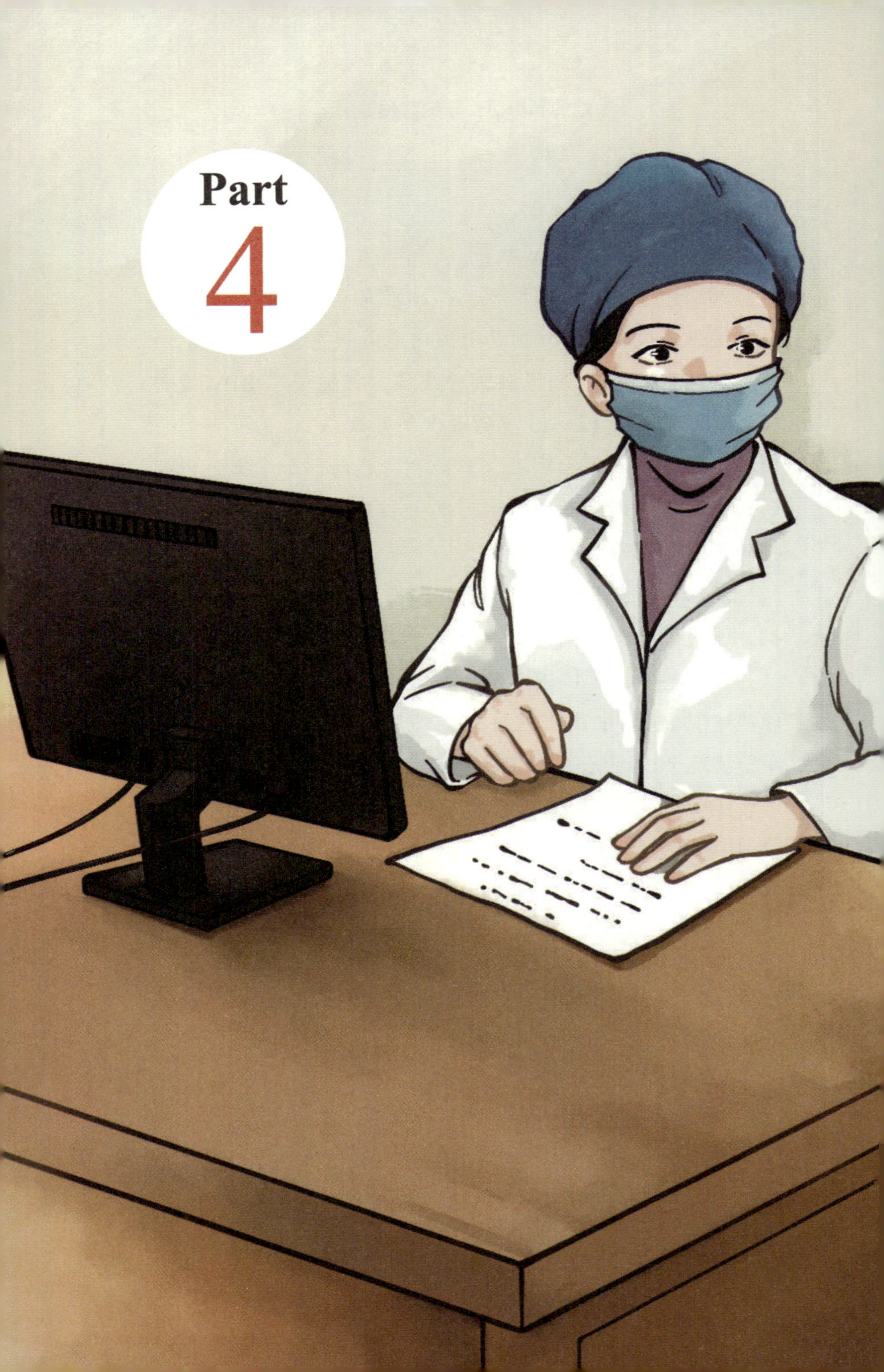

# 探查宫颈癌的最初征兆

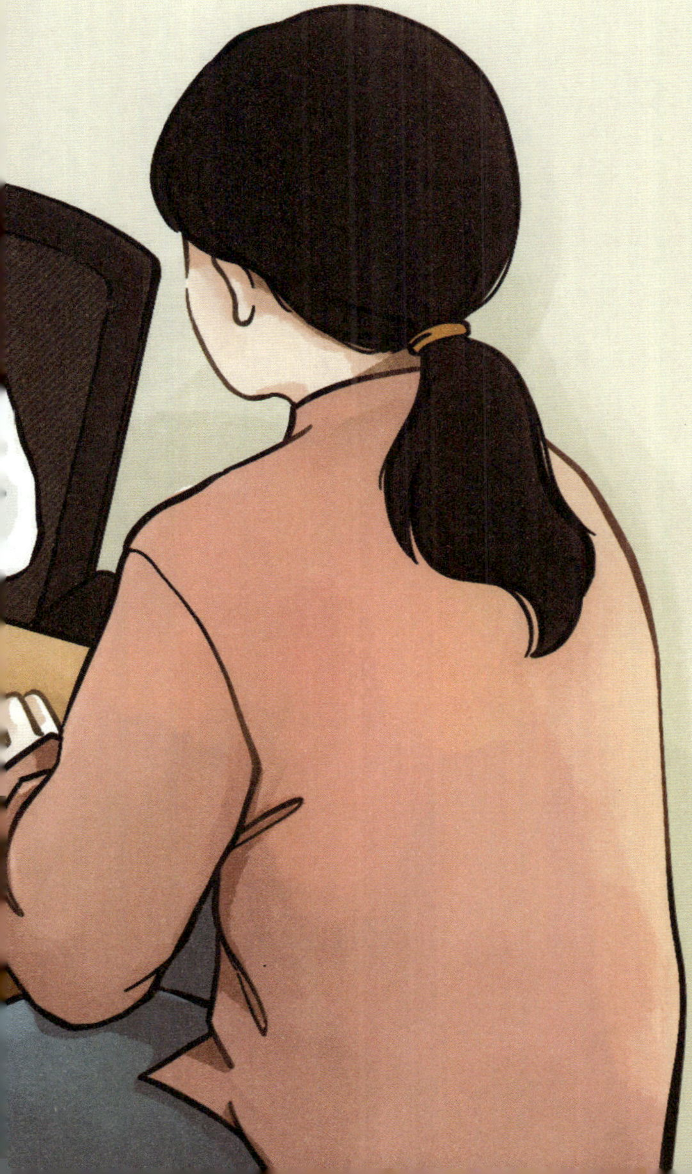

“医生，怎么会……怎么会这样，呜呜~”

在某人民医院妇科诊室内，28 岁的小王已经泣不成声，她刚刚确诊患上了宫颈癌。其实早在 4 个月前，她的身体就已经出现相关症状。那段时间，小王每次和男朋友“为爱鼓掌”后都会出血，而且第二天白天上厕所一脱底裤，都是一摊血迹。一开始，她以为是内分泌紊乱导致的月经失调，简单调理了下就没有在意。结果这种房事后出血的情况持续了将近 4 个月，这个神经大条的姑娘才意识到不对劲！于是，预约附近的医院做了宫颈癌筛查，拿到结果的那一天，小王感觉世界都坍塌了。

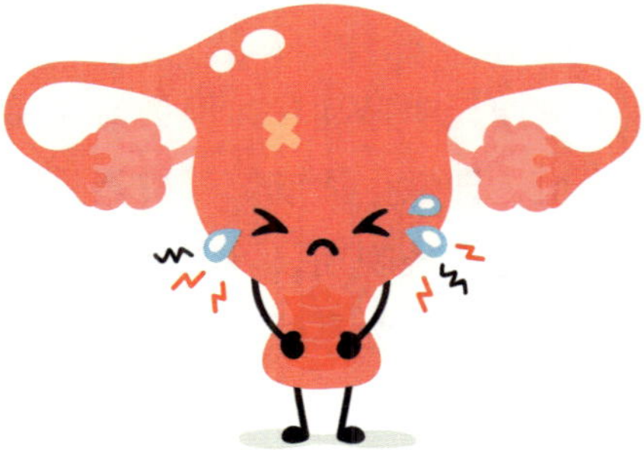

发现不规则阴道出血、接触性出血一定要就医。

## 阴道不规则出血等症状不容忽视

宫颈癌早期常常无明显症状，多数的宫颈癌（甚至一些Ⅱ期以上的宫颈癌患者）是在普筛或体检时发现的，仅有部分患者可能出现阴道分泌物增多、同房后出血、阴道排液等不适，常常容易忽略。因此，要特别强调的是定期进行 HPV 和 TCT 筛查。

尽管宫颈癌早期无明显症状，但为避免贻误病情，一旦出现接触性出血（即性生活或妇科检查后阴道流血）时需及时就医。如果是患病晚期，可能会表现出不规则的阴道流血。年轻患者可表现为月经延长或经血量增加，老年患者可表现为绝经后不规则阴道流血。此外，也要警惕阴道排液的现象，液体为白色或血性，可稀薄如水样或米泔水样，或者有腥臭味。晚期患者因癌组织坏死伴感染，可有大量米汤样或脓性恶臭白带。

随着病情的进展，癌灶逐渐浸润、扩散，当肿瘤侵犯血管时可能引起大出血，晚期时因为肿物压迫可能出现尿频、尿急、便秘、下肢肿痛、盆腔疼痛等不适，如果癌肿压迫或侵犯输尿管，可能出现输尿管梗阻、肾积水，甚至尿毒症；与所有恶性肿瘤晚期患者一样，还会出现贫血、极度消瘦等恶病质症状。

小贴士：宫颈癌的类型

宫颈鳞状细胞癌（SCC）：宫颈癌最常见的病理类型，占 80% ～85%。

宫颈腺癌：较少见，占 15%～20%。

宫颈腺鳞癌：更少见，占宫颈癌 3%～5%。

其他病理类型：如神经内分泌癌、未分化癌、混合性上皮 / 间叶肿瘤、黑色素瘤、淋巴瘤等。

## 如何看懂宫颈活检的结果

去过妇科门诊就医的患者，一些人可能都做过宫颈活检，但可能会被活检结果的专业术语难住，如低度鳞状上皮内病变、高度鳞状上皮内病变……都代表什么，它们与癌症的差别在哪？

拿到宫颈活检组织报告单，不要手足无措，如果上面写着“慢性宫颈炎，可见挖空细胞”，挖空细胞是 HPV 感

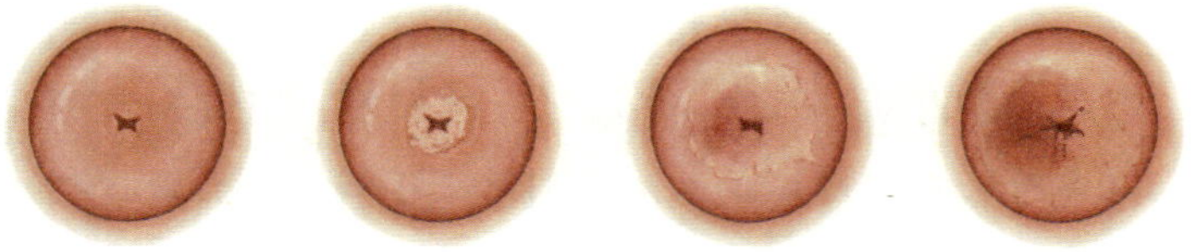

正常宫颈　低度不典型增生　高度不典型增生　癌

染后的典型细胞改变，但组织病理学提示是炎症，那就可以随访观察啦，不必太过担心；如果显示“宫颈低度上皮内病变”，有些报告单也许会按照原来的诊断标准，写着“宫颈上皮内瘤变Ⅰ级”，这时也不必过于担心，HPV 感染导致上皮细胞发生病变，但这些细胞尚处于少数状态，可以密切随访，也可以根据医生建议做一些物理治疗；还有一些报告单会给出“宫颈高度上皮内病变”的结论，等同于过去的宫颈上皮内瘤变Ⅱ级或Ⅲ级，这时随访观察就不可行啦，说明病变的上皮细胞已经属于大多数，需要宫颈锥切术来确诊治疗。如果报告单直接显示宫颈癌，不管是腺癌还是鳞癌或其他少见类型的癌，都需要及时进行下一步检查及治疗。

### 小贴士：阴道镜检查过程及意义

一些感染 HPV 高危型的女性，本就担心，一听到医生还让做阴道镜检查，可能会加重心理负担及顾虑。但事实上，采取阴道镜来进一步检查，未必一定是患上了癌症。而且，阴道镜检查是一个操作相对舒适、快速便捷的门诊检查。

阴道镜有显微放大功能，经阴道镜检查可将观测部位的图像放大 10～60 倍，针对外阴、阴道和宫颈检查时可以发现肉眼无法识别的微小病变。在做这项检查时，医生能够利用机器将充分暴露的阴道和子宫颈表面图像放大数倍至数十倍，直接观察这些部位的上皮形态和结构；同时联合醋酸白试验、卢戈碘液染色和绿色荧光检测，可以更加清晰地观察到宫颈表面的可疑病变位点和变异的血管形态，再进行可疑位点活检，从而提高宫颈活检部位的准确率和宫颈癌的检出率，是早期确诊宫颈癌的有效手段。经过半个多世纪的临床应用和发展，阴道镜检查联合宫颈活检和组织病理学检查目前已成为临床宫颈癌、阴道癌、外阴癌、肛门癌等的早期诊断方法。

当医生建议做阴道镜前，预约好手术时间，需要患者注意在检查前至少48小时内避免性生活、阴道冲洗及用药。如果是雌激素水平下降导致下生殖道上皮萎缩性改变的女性（如药物性闭经或自然绝经后女性），可于检查前2～3周阴道内局部应用雌激素以改善阴道镜检查质量。

进入手术间后，医生会对受检者进行一个详细的病史采集，包括首次性生活年龄、性伴侣数、妊娠史（如果阴道镜检查时处于妊娠状态，还会确定孕周）、避孕措施及末次月经；有无异常阴道流血、排液和性交后出血史；既往宫颈癌筛查史、筛查结果和是否接种了HPV疫苗；既往有无下生殖道的癌及癌前病变病史、有无免疫抑制状况史。

医生在进行阴道镜检查时，在指导患者摆好体位后，放置无菌阴道窥器暴露宫颈，然后使用无菌棉球将宫颈表面处的分泌物清洁干净。同时以 5% 冰醋酸棉球涂抹宫颈 30 秒，1 分钟后对患者宫颈鳞状上皮、柱状上皮及转化区等的变化情况进行观察。若观察到纳氏腺囊肿及柱状上皮小岛腺体开口，则结果为阴性；若观察到腺体全部变白、腺口周围上皮出现变白、局部病灶变白、红色边界镶嵌、点状血管等现象，则结果为阳性。在进行完上述操作后，5% 复方碘溶液涂抹后，对异常位置的组织细胞进行标本采集和活检。

进行宫颈碘试验是因为正常宫颈鳞状上皮富含糖原，在涂上碘溶液时颜色呈现深褐色或者棕色。如果在涂抹后无染色现象，即表明该位置缺少糖原，即医生口中的“碘不着色”区。该区域病变可能性高，针对该处采集标本进行活检可提升疾病诊断的准确度。

有的患者担心检查很疼，但事实上，子宫颈上痛觉神经很少，患者会稍有些不舒服。但在进行活检操作时，宫颈钳会钳夹下来部分宫颈组织，这个操作可能会有轻微疼痛，这种疼痛是属于可以接受的程度。活检完毕，医生会用消毒棉球压迫活检部位一段时间，或者覆盖止血纱布，并将压迫的纱布尾留在阴道口处，一般 24 小时后由患者自行取出。待检查完毕后，稍事休息，无头晕、心慌、出汗等不适即可起身更衣离开。

当检查结束后，医生会撰写一份阴道镜检查报告。通常报告中会附上原始照片，冰醋酸照片及碘试验照片。报告上会出现一些专业词语。①充分性评估：如果子宫颈暴露困难，或者有炎症、出血、瘢痕等因素影响检查的充分性，医生会特殊标注。②鳞柱交接的可见性评估：分为完全可见、部分可见或不可见三种。鳞柱交接“全部可见”指360°鳞柱交接全可以清楚看见；“部分可见”指大部分可见，但有一部分位于宫颈管内不可见；“不可见”指全部或大部分鳞柱交接位于宫颈管内不可见。对于不可见及部分可见，有可能存在漏诊。③转化区的类型：1型指转化区全部位于宫颈外口以外，完全可见；2型指部分转化区位于宫颈外口以内，但在器械的协助下完全可见；3型指转化区部分位于宫颈外口以内，不能全部可见。3型转化区多见于绝经后子宫萎缩的女性，取材可能会显著受限。

对于一些特殊患者，除阴道镜检查+宫颈取材外，医生还会对其进行子宫颈管黏膜搔刮术。如3型子宫颈转化区，或者存在需要进行子宫颈管黏膜搔刮术指征（如TCT提示见到了非典型腺细胞），将所取标本按照不同部位分别放入装有甲醛溶液的容器中固定，并标识清晰患者的相关信息，送至病理科进行进一步诊断。

在做完阴道镜检查后，手术医生会根据阴道镜下上皮及血管的改变，结合自己的工作经验综合做出阴道镜诊断，包括正常阴道镜所见 / 异常阴道镜所见及级别 / 可疑浸润癌 / 杂类。这是一个相对主观的印象，最终还需要以病理诊断决定后续诊疗。在进行完阴道镜检查 1～2 周后，阴道无明显出血及异常分泌物后可同房。如果出现阴道活动性出血、下腹痛、阴道脓性分泌物或者发热，应及时回院就诊。通常 1～2 周后病理科会提供一个具有参考价值的病理诊断，还需要关注结果，并且与医生进行后续诊疗的沟通。

## 确诊宫颈癌也要“过三关”

### 第一关　HPV 检测和（或）宫颈细胞学检查

高危型 HPV 持续感染是诱发宫颈癌的主要原因。HPV 检测是通过在宫颈表面及宫颈管内取样，检测宫颈局部是否有 HPV 感染。宫颈细胞学检查，也就是 TCT 或两癌筛查之一，是通过专门的宫颈细胞刷刷取样本后，检测宫颈细胞有无异常的一种有效办法。

第二关　阴道镜检查

当 TCT 或 HPV 检查结果异常时，也不代表患上了宫颈癌，还要过第二关，即阴道镜检查。

以下 10 种情况才需要做阴道镜检查：① HPV16 型或 HPV18 型阳性；②其他 HPV 高危亚型持续感染；③细胞学检查 >ASC-US；④细胞学检查为 ASC-US，且 HPV 阳性者；⑤临床症状或体征或其他检查提示可疑浸润癌；⑥不明原因的下生殖道出血或接触性出血、不明原因的阴道排液等；⑦外阴阴道 HPV 相关鳞状上皮病变；⑧临床上肉眼检查发现下生殖道可疑病灶或不能明确性质的赘生物、结节等；⑨外阴瘙痒、外阴色素改变及外阴赘生物性质不明等；⑩既往下生殖道癌前病变或浸润癌治疗后的随访检查。

第三关　病理学检查

病理学检查是确诊宫颈癌前病变及宫颈癌的可靠依据。在阴道镜检查发现异常时，镜下取得部分宫颈组织，借助显微镜，由病理科医生做出明确诊断。

在怀疑是宫颈管内生性病灶，阴道镜检查看不到的情况下，可选择宫颈管搔刮或宫颈锥切术进行诊断。TCT 检查阳性，但反复宫颈活检阴性或宫颈外观光滑者，应行宫颈管搔刮术，必要时行宫颈锥切术。对于子宫颈活检为 HSIL 但不能除外浸润癌者或活检为可疑微小浸润癌需要明确测量肿瘤范围，或者除外进展期浸润癌者，需行子宫颈切除性治疗，切除组织应做连续病理切片检查。

如果活检病理证实为宫颈癌，则需要进一步完善超声、盆腹腔 CT 或磁共振成像（MRI）、PET-CT 等，确定肿瘤大小、位置关系及侵犯范围，进一步了解肿瘤是否发生转移，以及转移的部位，辅助进行肿瘤的分期，指导后续的治疗。

所以，即便发现某一结果异常，先不要惊慌，“宫颈癌的帽子”没那么容易扣在我们的头上。

**国际妇产科联盟（FIGO）的宫颈癌分期（2019）**

| | |
|---|---|
| Ⅰ期 | 肿瘤局限于宫颈（扩散至子宫体不影响分期） |
| ⅠA 期 | 镜下浸润癌，间质浸润深度≤5mm |
| Ⅰ$A_1$ 期 | 间质浸润深度≤3mm |
| Ⅰ$A_2$ 期 | 间质浸润深度 >3mm 但≤5mm |
| ⅠB 期 | 肿瘤局限于宫颈，镜下最大浸润深度>5mm |
| Ⅰ$B_1$ 期 | 浸润深度>5mm，肿瘤最大径线≤2cm |
| Ⅰ$B_2$ 期 | 肿瘤最大径线>2cm 但≤4cm |
| Ⅰ$B_3$ 期 | 肿瘤最大径线>4cm |
| Ⅱ期 | 肿瘤超越子宫，但未达阴道下 1/3 或未达骨盆壁 |
| ⅡA 期 | 累及阴道上 2/3，无宫旁浸润 |
| Ⅱ$A_1$ 期 | 肿瘤最大径线≤4cm |
| Ⅱ$A_2$ 期 | 肿瘤最大径线>4cm |
| ⅡB 期 | 有宫旁浸润，未达骨盆壁 |
| Ⅲ期 | 肿瘤累及阴道下 1/3、扩展到骨盆壁、引起肾盂积水或肾无功能、累及盆腔淋巴结和（或）主动脉旁淋巴结 |
| Ⅲ A 期 | 累及阴道下 1/3，没有扩展到骨盆壁 |

（续表）

| | |
|---|---|
| ⅢB 期 | 扩展到骨盆壁和（或）引起肾盂积水或肾无功能 |
| ⅢC 期 | 累及盆腔淋巴结和（或）主动脉旁淋巴结［注明 r（影像学）或 p（病理学）证据］，不论肿瘤大小和扩散程度 |
| Ⅲ$C_1$ 期 | 仅累及盆腔淋巴结 |
| Ⅲ$C_2$ 期 | 主动脉旁淋巴结转移 |
| Ⅳ期 | 肿瘤侵犯膀胱黏膜或直肠黏膜（活检证实）和（或）超出真骨盆（泡状水肿不分为Ⅳ期） |
| ⅣA 期 | 侵犯盆腔邻近器官 |
| ⅣB 期 | 转移至远处器官 |

# Part 5

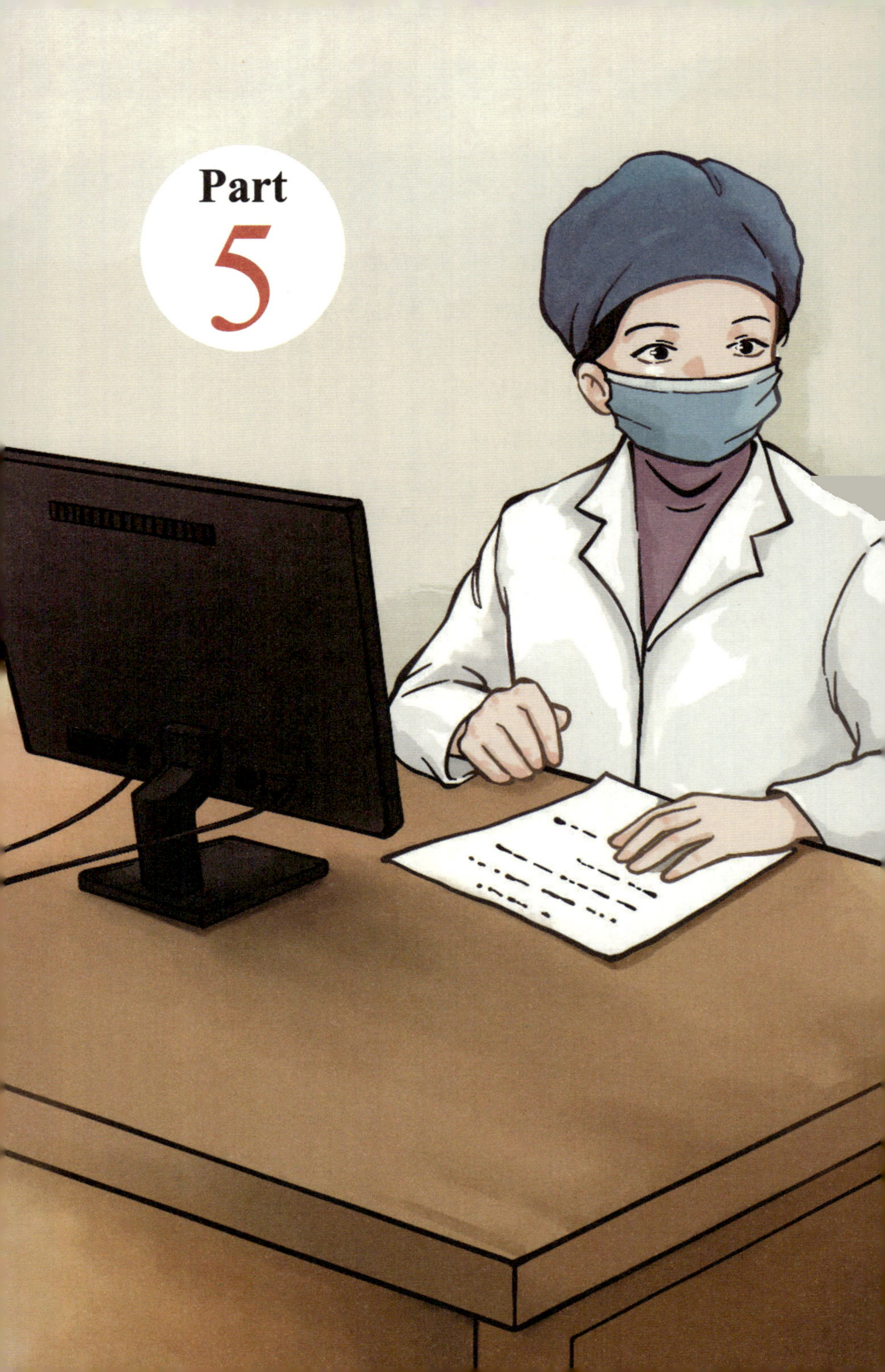

# 大半无症状，宫颈癌怎么防

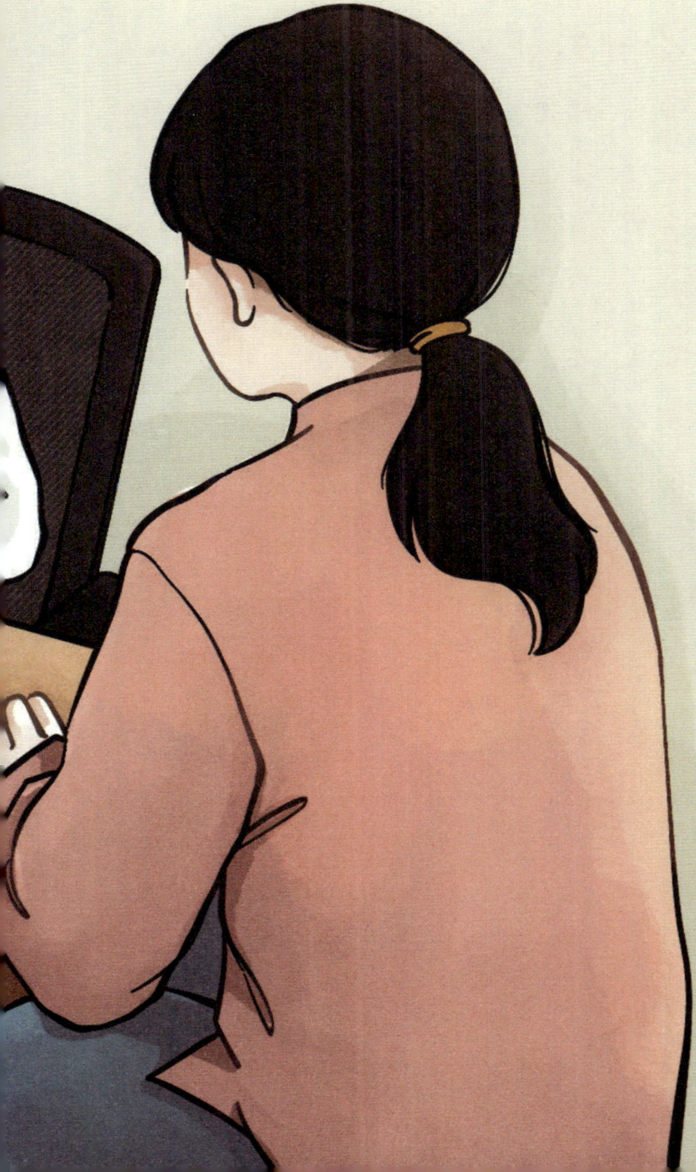

王女士今天早上去上班，感觉周围同事都像躲避瘟神一样躲避自己，眼神也很奇怪。到了办公室，偷偷问平时和自己要好的小张才知道，原来刚才自己的体检报告被别人偷看了，自己在今年的宫颈癌筛查结果中被诊断了 HPV 感染。王女士在震惊之余，也是非常气愤。自己平时洁身自好，怎么会得这种病？王女士来到了医院就诊，医生首先介绍了王女士感染的 HPV33 型是中危类型，可以观察随访，大部分可以靠自身免疫力清除。然后问了她关于配偶的特殊经历，原来王女士的爱人曾经在出差期间有嫖娼经历。基于以上，王女士的感染原因终于真相大白。原来不仅是自己要洁身自好，也要注意约束伴侣才行。

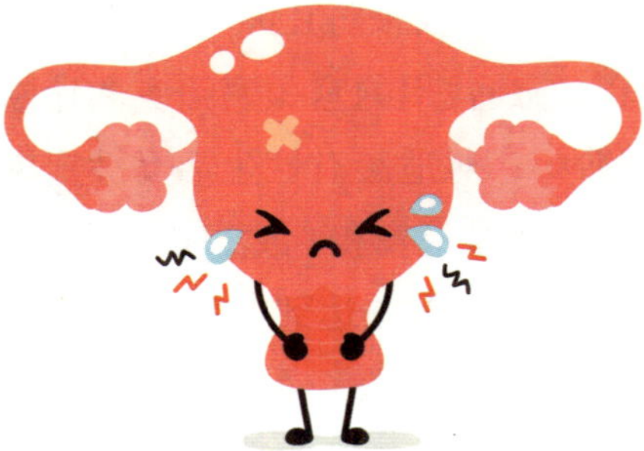

洁身自好的我为什么会感染 HPV，

究竟是谁传染了我？

对于疾病预防，我国自古就有独特的认识“上医治未病，中医治欲病，下医治已病”，这一观点与现代医学的三级预防不谋而合。而对宫颈癌来讲，一级预防（即治未病），是健康教育及 HPV 疫苗预防性接种；二级预防（即治欲病）是宫颈癌前病变筛查、早诊断和早治疗；三级预防（即治已病）是宫颈癌的治疗及预防其进一步发展与并发症。

目前，国内外最常用的宫颈癌筛查和诊断是三阶梯诊断方法。第一阶梯：对适龄有性生活女性定期进行宫颈癌筛查［包括宫颈细胞学检查和（或）HPV 检测］；第二阶梯：对于宫颈癌筛查结果异常并达到一定风险者行阴道镜检查，这一步就像戴上放大镜来看一看是否存在癌前病变，从而在阴道镜引导下进行更为精准的宫颈组织活检；第三阶梯：在阴道镜指导下的子宫颈组织活检术，是确诊宫颈癌前病变的“金标准”。

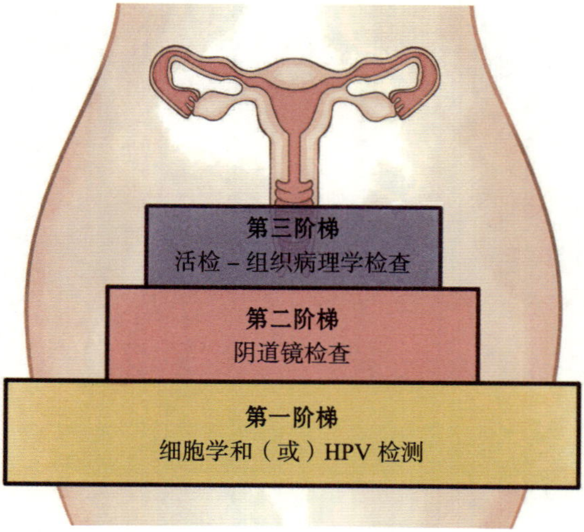

## 高危性行为不可取

高危性行为主要指与非固定性伴侣或多个性伴侣发生体液（阴道分泌物、精液、血液）交换的行为，是没有采取任何保护措施的，不安全的性行为。如何避免高危性行为？

避孕套是避免高危性行为的有效途径，既能防护性传播疾病又能避免意外怀孕。从防护的角度来讲，避孕套算是最后一道防线，所以无论男女，一定要用好这个性生活必备的工具。没有绝对安全的性伴侣，只有相对安全的性行为。因此避孕套也要正确使用，如果避孕套使用方法不正确，产品质量不合格或已过保质期，也会有风险；虽然戴套不能完全避免感染，但研究显示，正确使用合格避孕套，可以大幅度降低感染率。

防范高危性行为带来的危险，重要的还是日常注意个人卫生，发生高危性行为后，窗口期及治疗期间应避免性生活，出现问题，伴侣双方应同查同治。如果有过高危性生活史，无论有没有症状，建议都先就医，因为很多通过性传播的疾病都具有很强的隐蔽性。

## 患上宫颈癌也要做好预防

宫颈癌是一种可防可治的疾病。早期预防和积极治疗能使大多数患者获得较好的预后，5 年生存率可高达 90%。

预防有三个级别，一级预防是预防疾病的发生，二级预防是早发现、早诊治，三级预防是预防疾病的恶化。所以预防宫颈癌，任何时候都不晚。

宫颈癌的三级预防是指对于已经诊断宫颈癌的患者进行规范的临床治疗及全程管理，目的是防止疾病进一步进展，改善患者预后。根据病人的具体情况制订手术、化疗、放疗、靶向治疗、免疫治疗甚至姑息治疗等个体化治疗方案，尽可能减少并发症发生，延长患者生命。同时对患者进行健康教育，指导建立健康的生活方式，如适当运动、合理膳食等，改善身心状态及生活质量，提高宫颈癌的治疗率及随访率。心理支持也是宫颈癌三级预防的重要内容，具有重要的意义。宫颈癌患者往往面临巨大的心理压力，如恐惧、焦虑、抑郁，充分告知患者自身的身体状态极其重要，医务人员及家属给予患者必要的心理辅导和支持，帮助她们度过治疗的困难时刻，必要时可求助心理医师，旨在提高治疗积极性，改善生活质量。而已经结束初步治疗的患者需进行定期随访、监测，监测疾病变化，警惕肿瘤复发或转移。

## 治疗好转后，也要做好预防

不管采用何种治疗方式，治疗后 2 年内每 3～6 个月需要随访检查 1 次，第 3～5 年每 6～12 个月随访检查 1 次，5 年后每年随访检查 1 次。检查的项目有全身体格检查、妇科检查、鳞状细胞抗原、细胞角蛋白等肿瘤标志物检测和子宫颈或阴道残端细胞学、高危型人乳头瘤病毒检测等。为确保检查结果的准确性，在检查前 72 小时之内不能进行性生活，也不要冲洗阴道。

宫颈癌Ⅱ期以上患者治疗后 3～6 个月复查时，应进行全身 MRI 或 CT 检查评估盆腔肿瘤控制情况，必要时行 PET-CT 检查。

连续随诊 5 年后根据患者情况继续随诊。放疗后规律阴道冲洗，必要时使用阴道扩张器，尽早恢复性生活，有利于减少阴道粘连。

## 何时进行液基薄层细胞学检查最好

宫颈癌的筛查除 HPV 检查外，还有液基薄层细胞学检查（即 TCT 检查），它也是目前较为先进的一种宫颈癌细胞学检查，可以明显提高异常宫颈细胞的检出率。那么，何时进行检查为宜呢？一般在月经干净后 3～7 天为佳，但只要没来月经都可以做。做完 TCT 可能会有 2～3 天的少量阴道出血，所以如果可以选择的话，尽量也不要赶在月经即将来临的时候做 TCT 检查。

## 小贴士：什么是液基薄层细胞学检查

液基薄层细胞学检查（thin-prep cytology test，TCT），采用的是液基薄层细胞检测系统检测宫颈脱落细胞并对其进行细胞学分类诊断，它是一种宫颈癌细胞学检查技术。

说到TCT，就不得不提到巴氏涂片法（Pap smear）。20世纪20年代，美国康奈尔医学院的George N. Papanicolaou教授发现，采用简单的涂片方法，在显微镜下观察从阴道和宫颈脱落的细胞形态，可以在早期对宫颈癌进行筛查。这一成本低廉、容易操作、准确性较高的宫颈癌筛查方法在世界范围得到广泛应用，使宫颈癌患者可以在发病早期即得到诊断，该方法即巴氏涂片法，所以George N. Papanicolaou教授也是现代细胞学当之无愧的创始人。

巴氏涂片法是通过使用木制刮板以宫颈外口为圆心轻轻刮取宫颈鳞柱交界处一圈，将刮取的脱落细胞均匀涂在载玻片上制备成宫颈抹片进行巴氏染色，再置于显微镜下进行检查，是发现宫颈脱落细胞及早期病变的一种临床筛查手段。但巴氏涂片检查方法所获得的宫颈脱落细胞量不够充足和全面，一些研究发现巴氏涂片检查结果与宫颈活检组织病理结果符合率不高，在宫颈癌诊断中存在一定的局限性，容易引起临床漏诊和误诊，目前临床上已较少使用，但是我们永远不能否认这个里程碑的意义。

与传统的宫颈刮片巴氏涂片检查相比，TCT 明显提高了标本的满意度及宫颈异常细胞检出率。它是通过将“细胞刷”采集宫颈及宫颈管脱落细胞保存于保存液中，然后经过过滤、离心、分层等除去黏液、血液及炎症细胞等杂质，制成宫颈细胞薄层涂片，提高了检出病变宫颈上皮细胞的敏感性，同时还能发现部分癌前病变和微生物感染（如霉菌、滴虫、病毒、衣原体等）。用了这么多专业的术语，其实简单来说 TCT 就是收集宫颈脱落细胞，机器涂片，在显微镜下仔细观察这些宫颈细胞，看看它们是否正常，是否有变成“小恶魔”的潜质。

## 做 TCT 检查前需准备什么

1. TCT 检查不需要空腹。

2. 如果有外阴瘙痒、阴道分泌物多、有异味等阴道炎情况，最好先治疗好以后再检查。

3. 在宫颈细胞学检查前至少两天，不要使用润滑剂、节育泡沫或凝胶剂，或者含药的阴道栓剂；不要做阴道冲洗；避免性生活。

4. 检查前要放轻松、别紧张，不会太难受的。

## TCT 检查每年都要做吗

TCT 检查是否每年都做，因人而异，要具体情况具体分析。

对于高危人群，如不安全性行为者［包括多个性伴侣、患有性传播疾病、性行为年龄过早（通常是指 16 岁以前）］、人类免疫缺陷病毒感染患者、免疫抑制者（如接受器官移植、自身免疫疾病应用免疫抑制药治疗）、既往有筛查异常史或宫颈病变接受过治疗的人群，这些人群因为发生宫颈癌的风险明显高于普通女性，筛查策略及间隔与人口普查有区别，开始筛查时间建议有性生活开始 1 年内，频率要适当缩短，一般开始时每年 1 次，如果连续 3 年正常，可放宽到每 3 年 1 次的 HPV 检测或 TCT、HPV 联合检测。

如果是普通人群，小于 25 岁不用筛查，25—29 岁建议 TCT 每 3 年 1 次筛查，30—64 岁女性则每 5 年做 1 次 TCT+HPV 联合筛查或每 3 年做 1 次 TCT 检查。而大于 65 岁人群，过去 10 年筛查阴性且没有 CIN2 级病史就可以不再检查了。

## TCT 检查后阴道出血怎么办

在进行 TCT 检查时，医生用毛刷在宫颈的表面刷取脱落细胞时会对宫颈黏膜有轻微的损伤，TCT 检查后可能会导致少量的阴道出血，这属于正常现象。阴道出血一般在

2天内会自行停止。出血时尽量不要盆浴或同房，若阴道出血量大于月经量或伴腹痛等不适，应及时到医院进一步检查。

## 只做HPV检查不做TCT可以吗

因为HPV感染占宫颈癌病因99%，有1%是由其他原因引起，作为没有异常阴道出血、非高危人群的体检可以选择，但是如果HPV阳性，就需要TCT检查来决定后续处理；或者在经济条件允许的情况下，两者联合筛查效果更佳。

## TCT提示炎症，但HPV阴性，需要治疗吗

TCT结果中的炎症，其轻重程度取决于显微镜先见白细胞数量决定。一般轻至中度时无须特殊治疗，重度炎症则需要结合阴道分泌物细菌、衣原体、支原体、淋病等问题，综合评估后决定进一步治疗，如果报告提示重度炎症一定要及时找妇科医生就诊。

## TCT显示NILM算正常吗

TCT显示NILM，即未见上皮内病变或恶性病变，不代

表没问题，一定要去妇科找医生复诊。因为尽管 TCT 显示 NILM，可能还存在某些隐藏的信息，如是不是存在子宫内膜细胞、宫颈细胞取样是否准确等因素，**NILM ≠结果正常**。

此外，即使 TCT 结果正常，也有少数合并高危 HPV 阳性的情况，需要进一步阴道镜和宫颈活检，以便明确是否存在宫颈癌前病变，甚至宫颈癌等。所以 TCT 结果正常者，如果有条件尽量联合 HPV 检测。如果有同房出血、不明原因的阴道出血、阴道排液等情况也要随时妇科门诊就诊。

## TCT 结果不正常应该怎么办

若 TCT 检查结果不正常（ASC-US），医生可能会同时提出再查 HPV。HPV 检查结果有助于决定进一步治疗方案。

尽管 TCT 异常，但不同的情况治疗方式不同，具体情况取决于异常程度。妇科医生可能还会要求您做阴道镜检查，可以更清楚地观察宫颈，找到异常区域；也可能会在异常区域取宫颈组织进行病理活检，以便更准确地进行诊断。

### 小贴士：了解 TCT 检查过程，不要惊慌失措

**第一步　采集样本**　医生会先用阴道窥器将阴道扩开，使宫颈暴露，然后将宫颈表面分泌物擦拭干

净，再将一个带有毛刷的拭子置于宫颈管内，旋转2～3圈后取出，最后将刷子表面的脱落细胞洗脱于保存液中。

**第二步　制备细胞涂片**　医生会将保存液送至实验室，经离心去除杂质后，由机器将薄薄的一层细胞铺在玻片上，静置并等待观察。需要指出的是，与传统的人工涂片方法相比，“薄层液基”制备涂片的技术具备很多优势，其可以一次性制备多张涂片，且涂片背景更加清晰，细胞足量而均匀，提高了检查的准确性。

**第三步　镜下细胞学检查**　医生会将制备好的细胞涂片，放在显微镜下，通过观察脱落细胞的形态特征，判断是否出现病原体、病变细胞和恶性细胞。以恶性细胞为例，其可以出现细胞核增大且形态不规则、核膜增厚、核仁增大畸形、细胞质减少、细胞排列紊乱等形态改变。

TCT检查过程简单易行，无创且风险低，因宫颈上神经分布缺乏，所以操作不会引起太多痛苦，部分敏感女性可能出现一点点不适，但对于早期发现宫颈癌前病变及宫颈癌有着重要意义，能直接通过对宫颈细胞的观察来给出诊断建议，特异性好。所以建议有性生活的女性定期进行TCT检查，一般1周左右可以拿到结果。

## 正确解读 TCT 报告的内容

| | |
|---|---|
| 标本质量评估： | 满意 |
| 细胞量： | ≥40% |
| 细胞成分： | 鳞状上皮细胞，鳞状化生细胞，子宫颈管上皮细胞 |
| 炎细胞量： | 少量（涵盖率＜50%） |
| 微生物： | 未见 |
| 光镜特征图像： | |

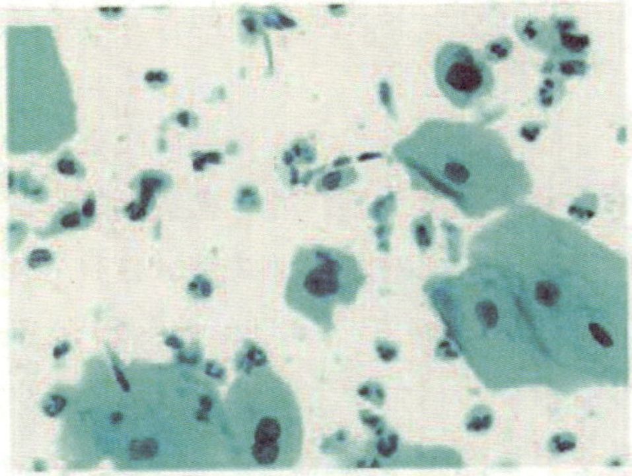

诊断意见：不排除高级别鳞状上皮内病变的非典型鳞状细胞（ASC-H）

这是一张完整的 TCT 报告单，我们可能每一个字都认识，但这些字放在一起却让人“一头雾水”不知何意。标本质量评估满意的标准是什么，为啥要评估这个？

其实，宫颈 TCT 检查，采样很重要，也是检查的前提。只有采集足够数量的细胞样本并保存好，不受污染，才能保证检验的准确性。上皮内病变分为鳞状上皮病变和腺上皮病变两部分，所以细胞成分至关重要，病理医师主要对宫颈鳞状上皮细胞和宫颈腺上皮细胞进行观察，分析判断有没有病变，以区分宫颈鳞癌及腺癌。

至于诊断意见，更是根据个人情况各有不同。

| 英文缩写 | 含　义 |
|---|---|
| NILM | 未见上皮内病变或恶性病变 |
| ASC-US | 无明确意义的非典型鳞状细胞，这个一般需结合 HPV 来一起解读 |
| ASC-H | 不能除外高级别鳞状上皮内病变的不典型鳞状细胞，这种一般需要阴道镜检查 |
| LSIL | 低级别鳞状上皮内病变，这种一般需要阴道镜检查 |
| HSIL | 高级别鳞状上皮内病变，宫颈癌前病变的可能性较高 |
| SCC | 鳞状细胞癌 |
| AGC-NOS | 不典型腺细胞，发现腺细胞异常时必须引起重视，赶紧去挂号，完善后续 HPV 检测、阴道镜检查、颈管检查及必要时的子宫内膜检查等 |
| AGC-FN | 不典型腺细胞倾向瘤变，癌前病变可能性大 |
| AIS | 原位腺癌 |
| ADCA | 子宫颈腺癌 |

## TCT 结果异常后怎么办

结果为 NILM 时，相对安全，但不绝对，一定去找医生解读，医生会结合以往病史、HPV 结果等情况综合判断。

结果为 ASC-US 时，需要找医生判断是否还要做阴道镜检查。

结果为 ASC-H、LSIL、HSIL 时，提示结果略严重一些，需行阴道镜检查及可疑病灶处活检，有时也可直接做诊断性锥切。

腺细胞异常有以下几种结果：① AGC-NOS；② AGC-FN；③ AIS；④ ADCA。发现腺细胞异常时需引起重视，需尽快就医，完善后续 HPV 检测、阴道镜检查、颈管检查及必要时的子宫内膜检查等。

以上只是罗列了常见的 TCT 结果，只为帮助大家了解 TCT 的风险等级，真正拿到 TCT 报告单的时候还是要去找大夫看结果的，毕竟要专业的人干专业的事儿。

## 小贴士：世界卫生组织筛查指南与策略

根据 WHO 2020 年统计数据，宫颈癌为女性第四大恶性肿瘤，全球新发宫颈癌病例 60.4 万，死亡 34.2 万，其中 88.1% 新发病例和 91.4% 的死亡病例发生在中、低收入国家。我们来计算一下，相当于每 1 秒钟世界上就有一个人被确诊为宫颈癌，每不到 2 秒钟就有一个人死于宫颈癌，是不是很触目惊心？随着 HPV 病毒与宫颈癌关系的逐渐明确，HPV 疫苗逐渐趋于成熟，作为一种可预防可治疗的高发肿瘤，全世界人民都开始重视它的预防诊断和治疗。

2018 年 5 月，WHO 总干事在第 71 届世界卫生大会上号召各成员国携手将宫颈癌从全球公共卫生问题中“消除”。此倡议得到了国际相关专业学会及各国政府的积极响应。

2020 年 11 月，WHO 正式发布了《加速消除宫颈癌全球战略》，在这个倡议书中，WHO 正式提出将消除宫颈癌的标准界定在其发病率＜4/10 万。为了达到这一目标，提出了到 2030 年各国应努力实现以下目标，即全球宫颈癌防控“90–70–90”目标。

90% 的女孩在 15 岁前完成全程 HPV 疫苗接种。

70% 的女性在 35 岁和 45 岁各接受一次高效能的宫颈癌筛查（检测效能须达到或高于 HPV 检测）。

90% 的宫颈癌前病变和子宫颈浸润癌患者得到治疗和管理。

为了达到以上目标，近年来 WHO 陆续更新和发布了一系列宫颈癌防控相关的指南和推荐建议，如《宫颈癌综合防控指南》《HPV 疫苗：WHO 立场文件（2022 年更新版）》《宫颈癌前病变筛查和治疗指南（第 2 版）》《WHO 加强和扩大子宫颈浸润癌管理服务框架》等，为各国政策制定者和专业人员提供了宫颈癌综合防控的指导。

## 宫颈癌筛查发展史中大事记

**20 世纪 40 年代**

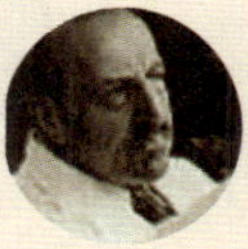

细胞学之父
Papanicolaou

- 巴氏五级分类
- TBS 报告系统
- 1988 年制定
- 1994 年第 1 版
- 2004 年第 2 版
- 2005 年中文版
- 2015 年第 3 版
- 2018 年中文版

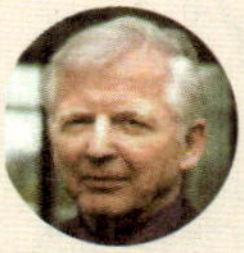

德国科学家
Hausen

- 1976 年提出 HPV 与宫颈癌的病因关系的假设
- 1999 年 HPV 检测技术 HC2 通过 FDA 认证

**21 世纪初**

- 细胞学检查用于我国初筛
- 1996 年薄层液基细胞学
- 2001 年 FDA 批准 HPV 检测用于细胞学分流
- 2004 年 DNA 定量分析
- 2012 年宫颈癌筛查指南首次推出 HPV+细胞学联合筛查
- 2016 年宫颈癌筛查指南推荐 HPV 初筛作为细胞学筛查的替代

**21 世纪 20 年代**

- 2021 年宫颈癌筛查指南首选 HPV 检测进行宫颈癌筛查

# Part 6

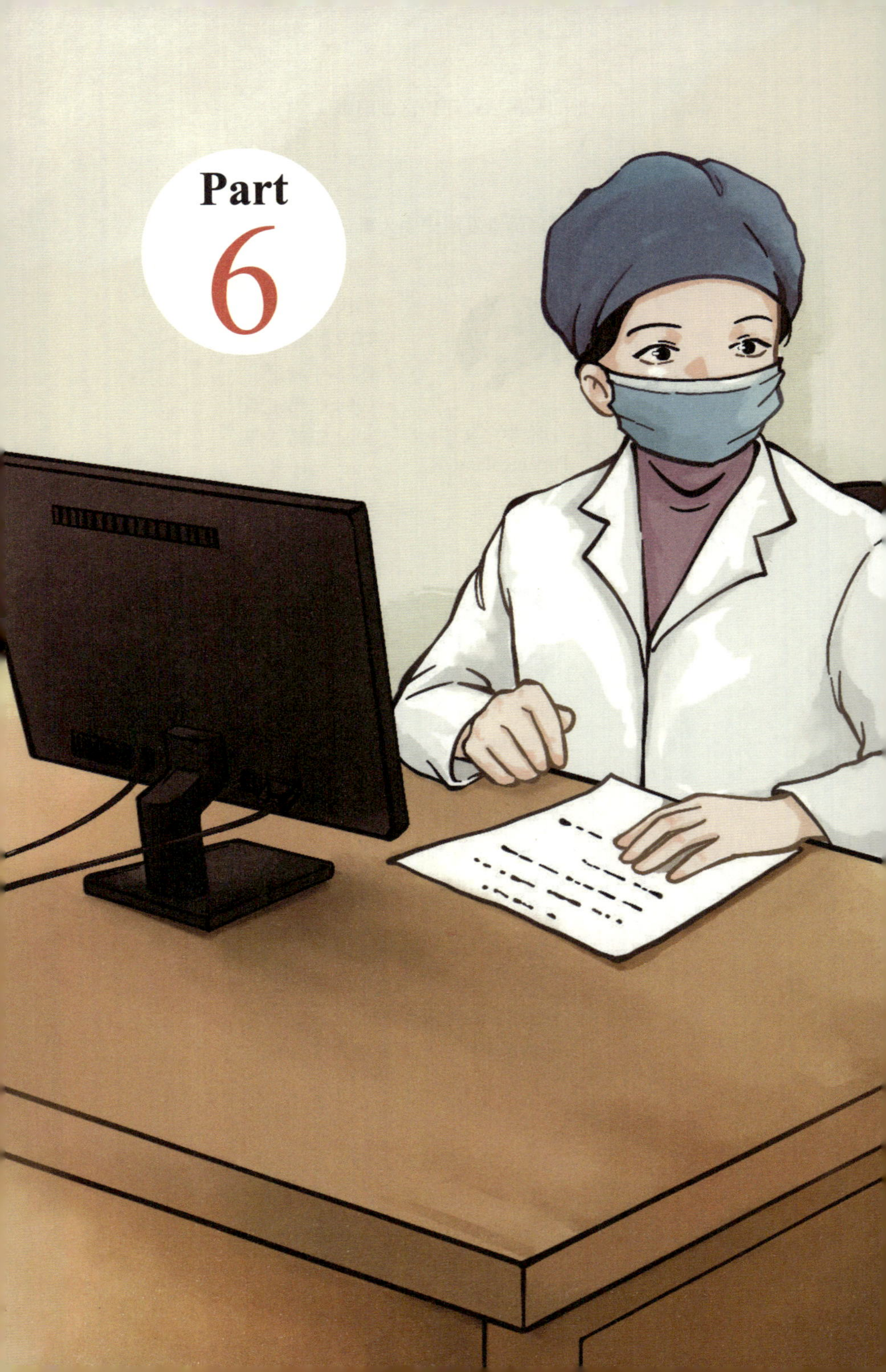

# 癌症也『欺软怕硬』，要相信奇迹

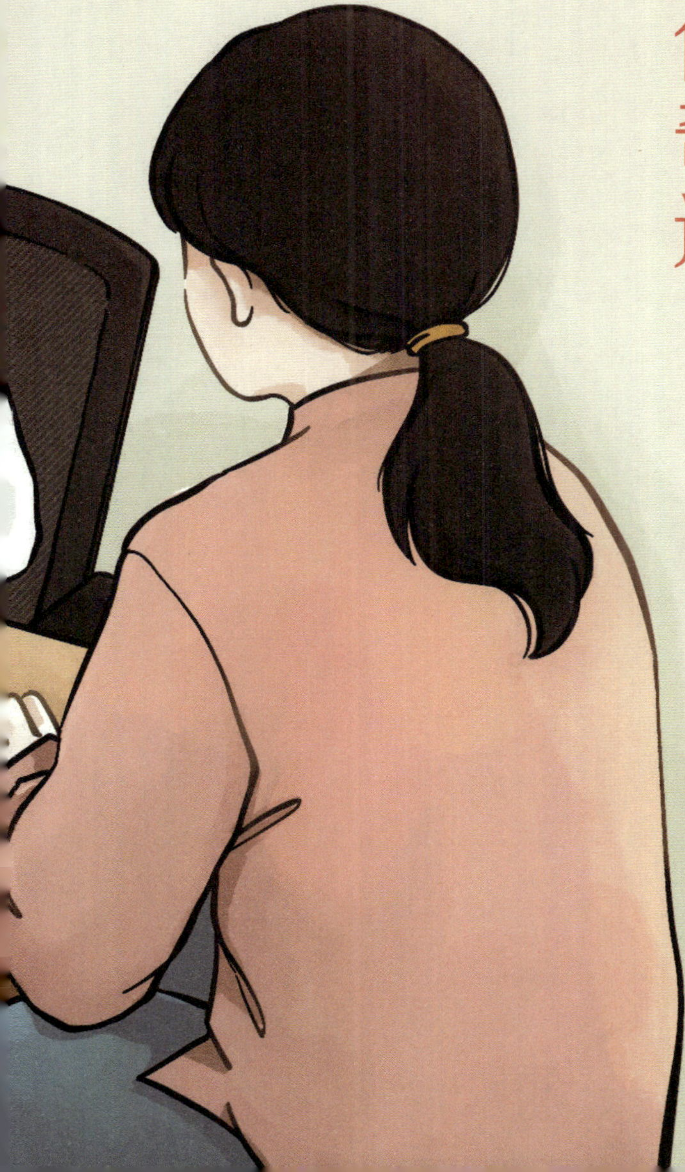

赵女士，34岁，1个月前单位体检TCT结果提示不典型腺细胞，HPV阴性。因此到医院就诊。经医生评估病情后为赵女士做了阴道镜检查+宫颈管搔刮术，病理结果显示：宫颈腺癌。经与医生充分沟通后，考虑自己已完成生育，结合病情，最终她接受了手术治疗。

刘女士今年55岁了，退休后的她喜欢到处旅行，朋友圈里有她分享的各地美景。以她现在的状态谁都不会想到6年前她被确诊宫颈癌，以及曾经经历过的前所未有的心理和身体苦战。6年前在常规体检中，刘女士宫颈涂片结果异常，因为每年都查，所以她熟知宫颈刮片检查的重要性，这次竟然两项结果都有问题，TCT显示为ASCUS，HPV结果显示52型阳性，随后的阴道镜报告也证实了宫颈癌的诊断，不过好在她定期体检，医生说还处于早期，手术切除就能有很好的疗效，她从刚开始的不能接受，辗转难眠，到慢慢接受了疾病的诊断，好在手术非常顺利，术后遵医嘱定期复查，加上锻炼身体，老伴更是配合她的节奏，带她到处旅游，虽然人在旅途，生活反而规律了，不再受失眠困扰。最近一次随访检查，发现HPV感染也转阴了。

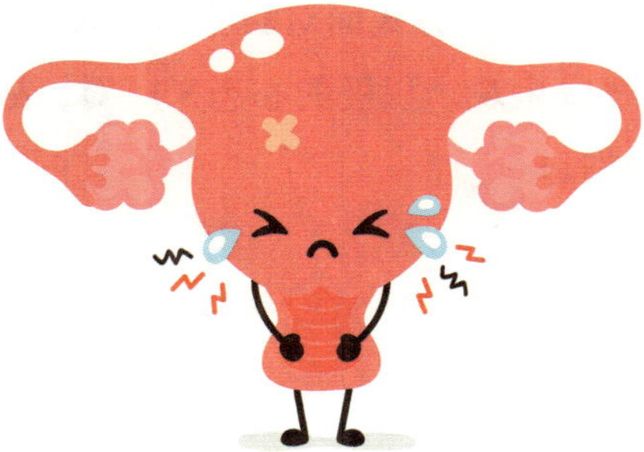

当希望存在，
就要敢于挑战，
奇迹未必不会降临。

随着医学诊治技术的不断进步，宫颈癌的治疗效果得到了显著提高。临床医生根据患者的具体情况和临床分期制订个体化方案，如手术治疗、放疗、化疗、靶向治疗和免疫治疗等。从一些战胜癌症患者的经历来看，在她们身上都能看到坚韧不拔的精神，一种战胜疾病的乐观心态，以及用积极健康的生活方式面对病魔的挑战，癌症经常“欺软怕硬”，只要以乐观、积极的心态来应对，战胜癌症的奇迹未必不会降临。

## 手术未必一切了之，要尽量保存生育力

28 岁的小王是个非常漂亮的女孩子，因为漂亮，从小就有一堆男孩子围绕在她身边，高中毕业她就开始正式谈恋爱，有了性生活，年轻人的生活总是那么丰富多彩。至于避孕，她和周围的朋友们推崇的是口服避孕药，既方便又有效。然而，这样肆意洒脱的生活却在孕前体检时给了她“当头一棒”，宫颈刮片结果异常，随后阴道镜活检病理诊断是宫颈癌。不仅是她，全家人也都接受不了，这么年轻刚刚结婚准备要孩子，就患上了宫颈癌，子宫都要切了，还怎么要孩子！

不过当小王和家人复诊时，医生看了病理报告后，却给他们吃了一颗“定心丸”，根据小王的病情，可以做保留子宫手术。同时医生还给他们解释：子宫颈鳞癌 Ⅰ$A_1$ 期、无淋巴脉管浸润者可行冷刀锥切术。Ⅰ$A_1$ 期伴淋巴脉管浸

润者行冷刀锥切（切缘需阴性）+腹腔镜下盆腔前哨淋巴结显影或盆腔淋巴结切除术。即使是Ⅰ$A_2$期或Ⅰ$B_1$期病灶直径≤2cm者，也可以行经阴道广泛宫颈切除术+腹腔镜下淋巴结切除术，保留子宫体。一般病灶直径2～4 cm的Ⅰ$B_1$期患者会行经腹广泛性宫颈切除术。小王的情况处于Ⅰ$A_1$期，也没有淋巴管浸润，完全可以保留子宫。

最后，小王如期顺利接受了手术，淋巴结送检也是阴性的，不需要进一步扩大手术或后续治疗。她也非常幸运，几年后顺利怀孕，不过在孕期因宫颈口松弛做了环扎术，孕足月顺利剖宫产，抱了白白胖胖的大儿子。

随着宫颈癌患者的年轻化趋势，有相当一部分患者在确诊宫颈癌时还未生育，她们渴望能够保留生育能力。个性化的治疗和手术方案给她们带来了希望。当然，也有一部分宫颈癌是不适合保留生育能力的，除了分期过晚、病灶过大的因素外，子宫颈腺癌和子宫颈小细胞神经内分泌癌也适合保留生育能力的手术。

## 卵巢功能能保就保

张女士40岁，已婚已育，因为工作忙碌有三年没有体检，现在孩子上了小学，工作也告一段落，终于可以休息一下，体检也被提上了日程。但结果很不乐观，体检中心的医生打电话过来让她直接去专科医院妇产科就诊。而阴道镜活检的病理结果让她遭遇了晴天霹雳，综合盆腔MRI和妇科检查结果，妇科医生给出的诊断是宫颈癌 Ⅰ$B_1$ 期，需要手术治疗。医生仔细地讲解了手术的范围，张女士也仔细考虑了自己的需求，因为不打算再生二胎，也没必要冒着风险留下子宫，但保留卵巢功能是一定要坚持的。她有些害怕更年期提早到来，也害怕卵巢切除后会出现情绪不稳、抑郁、烦躁等精神症状，更担心会不会由此引起认知功能下降。最终，张女士与医生沟通后，医生为其保留了卵巢。

其实，张女士还算是幸运的，其宫颈癌为鳞癌。鳞癌的卵巢转移率比较低（约 1%），从她的检查结果看，子宫颈病灶是＜2cm，没有子宫和宫旁组织的浸润和转移，影像学检查没有发现明确的淋巴结转移，且年龄≤45 岁，可以保留卵巢。

不过像张女士这种情况，可能要根据术后病理结果，考虑术后是否要进行放射治疗，所以术中需要把卵巢移位到腹腔内，以免后续盆腔放射治疗时损伤卵巢组织。与卵巢组织冻存相比，手术同时进行卵巢移位是更为简单有效的方法，保留卵巢功能的成功率可达 90%。但是，当子宫颈腺癌 Ⅰ$B_3$ 期、Ⅱ$A_2$ 期及≥ⅡB 期就不建议保留卵巢了。

## 妊娠期宫颈癌胎儿是否能保住

30 岁的佳佳觉得惊喜来得实在太快了，什么孕前检查、婚前检查都没做也不妨碍自己顺利怀孕！然而，佳佳即将为人母的喜悦仅仅持续了两个月……

知道怀孕后没多久，佳佳就断断续续地发现阴道出血，有点害怕流产，所以就一直吃保胎药。不只是佳佳，当地的医生也怀疑是先兆流产，所以佳佳从那时起就好好地吃保胎药，好好地养胎！结果孕11周在市里的三甲医院建档时需要做宫颈细胞学检查，发现了问题，而且阴道镜检查病理结果提示早期浸润癌，这一结果把一家人从幸福浪尖拖拽进了痛苦的深渊。一边是听见就让人幸福的胎心音，一边是听见就让人害怕“癌”字，该何去何从？

据统计，妊娠期宫颈癌的发病率为0.010%～0.012%，尽管比例很低，一旦发生对医生和患者都是巨大的考验。佳佳医生的建议：孕20周内的宫颈癌患者，Ⅰ$A_1$期有继续妊娠的可能，妊娠期间需要密切观察。目前佳佳的情况需要做锥切来确诊和分期，但妊娠期锥切需格外慎重，因为锥切容易诱发流产、早产、感染等并发症，最好在孕中期（妊娠14～20周）进行，锥切的目的不光是诊断、排除宫颈微小浸润癌，也是为了治疗，如果是早期病变，锥切术也有可能是一种治愈手段。

佳佳最后选择了孕14周进行宫颈锥切术，幸运的是，锥切病理显示病变的浸润深度符合术前的诊断，病变也没有淋巴脉管的浸润，考虑到Ⅰ$A_1$期的宫颈鳞癌是可以在严密随访的情况下继续妊娠的，全家人商议后一致要求留下这个来之不易的宝宝，锥切术后佳佳的子宫颈口松弛，又做了宫颈的环扎术，万幸的是手术顺利，保胎成功。虽产后仍然要定期复查，但幸运的是宝宝很健康，佳佳已经很满足，也很幸福。

刘女士43岁，是两个孩子的妈妈，最近工作比较繁忙，根本没注意到月经未如期到来，确定怀孕时已经3个月了，因为已经有两个孩子，自觉对怀孕整个过程都非常熟悉，她没有定期产检，只是在孕37周后才开始每周做产检和胎心监护。但在孕38周时突然出现阴道流血，与月经量相似，本以为是要临产了，到了医院才发现是子宫颈上病灶在出血，医生说病灶的外观不除外癌，这着实吓了全家人一跳，活检病理很快证实了宫颈癌的诊断，考虑到孩子已足月，虽然刘女士前两个孩子都是顺利阴道分娩的，但此次怀孕，宫颈上有明显的癌灶，阴道分娩已不可能，于是决定剖宫产，并同时行广泛子宫切除及双侧输卵管切除，以及盆腔淋巴结清扫手术，手术过程非常顺利，术后如期进行了放化疗，对于这个小家庭而言，妈妈和孩子们安好，这就是最大的幸福！

妊娠合并宫颈癌的症状与非妊娠期相同，早期病变常常没有典型症状，有症状者常常表现为阴道流血、排液、分泌物异常增多或同房后出血，缺乏特异性，容易与妊娠期其他并发症，如先兆流产、早产、前置胎盘、胎盘早剥等混淆从而造成误诊。

妊娠合并宫颈癌的治疗原则同非妊娠期，应结合妊娠期别、宫颈癌临床分期、患者意愿而制订个体化治疗方案，选择延迟治疗直至胎儿发育成熟还是立即接受治疗是患者和医生必须做出的困难选择。总的治疗原则为有效控制疾病、胎儿健康存活、保留患者生育能力。①妊娠≤ 20周发现者，因胎儿存活率低，多建议终止妊娠规范化治疗。对于宫颈微小浸润癌（ⅠA$_1$期）及胎儿珍贵，可延迟治疗；ⅠA$_2$期及以上的妊娠合并宫颈癌患者，建议根据孕周选择终止妊娠方式及临床分期实施宫颈癌的手术和（或）放化疗。②妊娠 $20^{+1}$～30 周发现者，若患者放弃本次妊娠，应立即终止妊娠并行宫颈癌的规范化治疗；有继续妊娠愿望者，可行新辅助化疗 2～3 个疗程后，促胎儿肺成熟行剖宫产术，采用新辅助化疗可以有效地缩小肿瘤体积，有利于后期手术的进行或获得手术的机会，并抑制肿瘤亚临床转移。术后行规范化宫颈癌治疗。③妊娠＞30 周发现者，可行新辅助化疗 1 个疗程，停药后至预计分娩时间 2～3 周间隔，以避免化疗药物导致母体及新生儿的骨髓抑制、贫血、感染及新生儿其他不良反应的发生，并促胎儿的肺成熟，以保证胎儿成活。

分娩方式的选择，对于ⅠA$_1$期无阴道分娩禁忌证可以行阴道分娩；ⅠA$_2$期及以上期别建议行剖宫产，以避免肿瘤扩散及大出血。

综上所述，妊娠合并宫颈癌诊断难、治疗难。孕前应常规进行宫颈癌筛查，孕期也应该定期产检，及时发现并处理相关问题，以期获得母儿平安的美好结局。

## 宫颈癌复发了，应该怎么办

马阿姨 54 岁，几年前被诊断为宫颈鳞癌ⅡB 期，放化疗治疗后定期随访，前两年一切正常。后来因为照顾突发脑卒中的老伴，没有复查。2 年前，因腰痛持续不缓解就医后，确诊为子宫颈鳞癌复发，复发病灶位于盆腔，未发现有远处转移，考虑子宫颈鳞癌对放疗敏感，但马阿姨之前所接受的放疗剂量已近足量，无法再追加大剂量放疗，经过专家团队会诊及与家属反复沟通，她接受了盆腔廓清术，手术过程中多个科室专家齐上阵，最终手术顺利完成。术后病理提示切除病灶的切缘均为阴性，淋巴结也是阴性，随后又做了几个疗程规律的化疗，现在手术已经 2 年多了，每天都能看到太阳升起，马阿姨觉得一切努力都值了。

刘女士 45 岁，3 年前因为“宫颈鳞癌 Ⅰ$B_1$ 期”在当地医院做了宫颈癌根治术，手术顺利，唯一不太好的是术后阴道切缘阳性，因为当时孩子面临高考，刘女士没把这件事放在心上，孩子高考结束，终于松了一口气的她到医院复查，发现阴道残端宫颈鳞癌竟然复发了，医生告诉她，术后阴道切缘阳性，当时如果做了同步放化疗，复发的概率会大大降低，幸好现在病灶不算很大，全身检查也表明没有远处转移，把局部的复发病灶切除，再加上同步放化疗就应该可以应对了，二次手术后的刘女士再也不敢不放在心上了。

据统计，全球范围内有 30%～38% 的宫颈癌患者在治疗后复发，大部分宫颈癌复发于确诊后 3 年内，并且这些复发病例大多预后并不乐观。面对广泛复发或是远距离转移的情况，常规的治疗方法是姑息治疗。身体状况较好的患者可以考虑进行包含铂类药物的全身化疗、应用血管生成抑制药（如贝伐珠单抗），或者接受免疫治疗。对于最初通过手术治疗后在盆腔内复发的患者，通常不会再选择进行根治性治疗或盆腔廓清术。然而，对于经过放疗后复发的患者，盆腔廓清术是一个可考虑的治疗选择。

## 宫颈癌放疗应该注意些什么

与手术治疗一样，放射治疗也是宫颈癌重要的治疗方法，本质上是通过射线照射杀灭肿瘤细胞。原则上任何其他分期的宫颈癌都可进行放射治疗，包括外照射和近距离放疗。宫颈癌放疗“内外有别”，外照射也叫远距离照射，内照射也就是近距离照射。

大多数人对“放疗”缺乏认识，以为这种治疗不疼不痒，也不用输液，也不认为放疗会出现并发症。其实放疗也可会出现不良反应和并发症，如胃肠道反应、骨髓抑制、放射性皮炎、放射性膀胱炎、放射性阴道炎及放射性肠炎等，治疗前对可能出现的并发症有所了解，有所准备，一旦出现不适，进行适当的处理，一定能平安度过治疗期，从而达到满意的治疗效果。

放射治疗过程中，患者可能会出现食欲下降，甚至恶心、呕吐，所以应该鼓励患者多进食营养丰富、高热量、高维生素、色香美味、清淡易消化的食物，如新鲜的鱼、肉、豆制品、牛奶、新鲜水果蔬菜等，同时注意食物的烹调方法。禁忌烟酒，避免进食过酸、过辣等刺激性食物，如果仍有呕吐症状，也可以采用药物治疗，比如口服甲氧氯普胺（胃复安）或多潘立酮（吗丁啉），或者静脉输注止吐药物均可。

被照射的皮肤可能会出现萎缩、变薄或者是软组织纤维化，可能会出现充血、毛细血管扩张或发红等不良反应，继而出现皮肤干燥、脱皮、瘙痒难忍或烧灼感。应穿着宽松棉质衣服，局部皮肤可用毛巾蘸水轻擦。瘙痒时勿搔抓，可轻拍或使用医用射线防护喷剂，每日 2～3 次，脱屑时不可手撕，不可私自用药涂抹放射野皮肤，保持放射野标记的清晰，不能私自涂改。

放射性直肠炎是宫颈癌放疗常见的并发症之一，常表现为腹痛、腹泻、里急后重等，每次放疗前应排空大便，忌进食辛、辣、凉等刺激性食物，早期发现大便改变情况，一旦发现放射性直肠炎的症状，应该尽量消除紧张、恐惧心理，遵医嘱口服小檗碱（黄连素）、蒙脱石散、洛哌丁胺（易蒙停）等药物，多饮水，饮食以进食少渣半流质食物为宜。

阴道冲洗也是宫颈癌放疗的重要辅助手段，目的是促使肿瘤坏死细胞脱落和阴道分泌物的排出，保持阴道洁净，提高放疗敏感度，预防放射性阴道炎并防止上行性感染引发盆腔炎。治疗期间每日用生理盐水行阴道冲洗，每天 1 次。若阴道分泌物多，异味重，可使用过氧化氢溶液冲洗，每天 2 次。冲洗时动作要轻柔，冲洗压力不宜过高，水温要适宜，月经期及阴道出血情况下停止冲洗。

放射性膀胱炎是晚期泌尿系统放疗最常见的并发症。治疗过程中要注意观察尿量及尿液颜色的改变，一旦出现肉眼血尿，颜色无变浅迹象，甚至变为深红色，这是活动性出血的征象，应加强膀胱冲洗并密切观察全身情况，如肉眼血尿颜色逐渐变为淡红色至淡黄色，为好转征象。

## 宫颈癌化疗出现不良反应怎么办

化疗也是大家耳熟能详的名称，本质是使用化学药物杀死肿瘤细胞，达到治疗的目的。全身化疗是宫颈癌的有效治疗手段，已经成为各阶段宫颈癌重要的治疗方案之一。化疗药物在杀伤肿瘤细胞的同时，难以避免会有一部分正常细胞受损，这就是不良反应发生的原因。化疗常见的不良反应包括消化道反应、骨髓抑制、注射部位皮肤异常等。为避免注射部位皮肤不适，现在已普遍开展 PICC 静脉置管或输液港技术，这样可以避免多次注射带来的皮肤损伤；化疗期间可能出现的消化道反应（如食欲下降，甚至恶心、呕吐）与放疗大致相同，也要注意多进食营养丰富、高热量、高维生素、色香美味、清淡易消化的食物。

此外，患者与患者，患者家属与家属的交流也会带来很好的安抚作用。患者家属们也分享了一些减少不良反应的“小秘方”，比如花生皮泡水可能对改善血小板减少有好处。患者及家属们日常交流、互相鼓励，团结一致对抗病魔，往往也非常有用。

**1. 顺铂伤肾，化疗期间多饮水** 铂类作为单药或与其他药物联合使用一直被公认为是宫颈癌全身治疗的基础，也是最有效的化疗药物。铂类药物尤其是顺铂可能会损伤肾脏，肾脏损伤的表现不仅是肌酐上升，尿量减少，还表现为贫血，本质是因为肾脏损伤导致红细胞生成素减少。使用顺铂化疗期间医生会给患者输液并适当利尿进行水化，也需要患者适当饮水，从而保证充足的尿量，每日2000～3000ml。

**2. 发生骨髓抑制后怎么办** 骨髓抑制常常表现为白细胞及血小板减少，白细胞就像人体的卫兵，在没有足够卫兵保护的情况下，免疫力会变低，人体则易受到病原微生物（包括细菌、病毒、支原体等）的攻击。白细胞减少一般在化疗后第 7～14 天最严重。

血小板是人体凝血系统的重要组成部分。当机体某个部位的血管损伤出血时，它就像一个“堵漏剂”可以快速聚集在损伤的血管处起到止血作用，如果血小板下降，相当于身体缺少了这样的“堵漏剂”而不能及时、有效地止血；血小板减少不光不能有效止血，还可能出现自发性的出血，比如皮肤不明原因出现的青紫色瘀斑，往往不觉得痛，也不知道什么时候发生的。

当患者出现白细胞及血小板轻度降低时，可调整饮食，多吃一些动物肝脏、瘦肉、红枣、豆制品及菠菜等生血食品，也可以加用一些升白升血药物辅助治疗。

如果进一步加重，例如，粒细胞低于 $1 \times 10^9$/L，血小板低于 $30 \times 10^9$/L 时，应实行保护性措施，如住单人房间、严格控制探视、房间应每日用紫外线消毒 2 次、用抗生素预防感染，以及必要时给予成分输血，并注意观察有无皮肤黏膜及腔道出血情况等。

此外，患者还要尽量避免用力擤鼻、刷牙，尽量使用软毛牙刷，仍有月经来潮的患者必要时也可以求助于医生推迟月经。

### 小贴士：放化疗后骨髓抑制的分度

- Ⅰ度　血红蛋白为95～109g/L，白细胞为（3.0～3.9）$\times 10^9$/L，中性粒细胞为（1.5～1.9）$\times 10^9$/L，血小板为（75～99）$\times 10^9$/L。
- Ⅱ度　血红蛋白为80～94g/L，白细胞为（2.0～2.9）$\times 10^9$/L，中性粒细胞为（1.0～1.4）$\times 10^9$/L，血小板为（50～74）$\times 10^9$/L。
- Ⅲ度　血红蛋白为65～79g/L，白细胞为（1.0～1.9）$\times 10^9$/L，中性粒细胞为（0.5～0.9）$\times 10^9$/L，血小板为（25～49）$\times 10^9$/L。
- Ⅳ度　血红蛋白$<$65g/L，白细胞$<1.0\times 10^9$/L，中性粒细胞$<0.5\times 10^9$/L，血小板$<25\times 10^9$/L。

特别要注意的是两个关键数字：一是中性粒细胞绝对值$<1\times 10^9$/L，二是血小板$<50\times 10^9$/L，它们分别是Ⅲ度白细胞减少和Ⅲ度血小板减少的临界值，是容易发生并发症的信号，一旦出现，一定要及时到医院就诊，在医生指导下规范治疗。

## 何为同步放化疗

部分化疗药物可以作为放疗的增敏剂与放疗同时应用于中晚期患者的综合治疗，也叫同步放化疗。一些化疗药物也用于手术前后的辅助治疗，同时作为晚期及复发性宫颈癌的姑息性治疗。

同步放化疗还有助于提高宫颈癌的局部控制率，降低局部复发的风险。早期浸润性宫颈癌根治术后，应根据病理结果的危险因素，决定是否需要进行手术后联合放化疗。中晚期宫颈癌的初始治疗，以铂类为主的化疗药物能够增加肿瘤对放疗的敏感性，一般在照射同时给予顺铂行全身化疗，对于不能耐受顺铂者亦可选择卡铂。

但是，同步化放疗也存在一些问题，联合使用两种治疗方式可能增加治疗相关的毒性不良反应，如骨髓抑制、消化道症状和皮肤问题等。

此外，并非所有患者都能够耐受同步化放疗。患者的一般健康状况、年龄和内外科并发症等因素都会影响到对治疗的耐受性。因此，在进行同步化放疗之前，应进行潜在的不良反应、详细的风险和益处评估。

## 宫颈癌免疫治疗的不良反应及应对方法

在正常人体中，一些正常的细胞也是有突变可能的，也就是可能会变为癌细胞，为什么我们大多数人不会产生癌细胞呢？那是因为我们每个人健全的免疫系统对癌细胞的监控非常有力，能及时发现突变的细胞并把它们清除，而有一些人免疫能力有所缺陷，这时狡猾的肿瘤细胞便会乘虚而入。

### 小贴士：免疫治疗用药及常见不良反应

免疫治疗的药物种类包括但不限于抗血管生成、免疫检查点抑制药等，说起这些词，大家可能觉得很拗口，更为人熟知的可能是PD1或者×××单抗等。不管具体是哪一种药物，总的来说，免疫治疗的不良反应有胃肠道毒性（如便秘、腹泻等）、皮肤毒性（如皮疹、瘙痒等）、肺部毒性（比如免疫性肺炎）、内分泌毒性（比如高血糖、甲减等）及肝脏毒性（如肝功能异常）等。

不管是手术、放疗、化疗还是靶向治疗，目的都是为了杀死或切除肿瘤组织，都是用外来的方法来治疗，而免疫治疗从本质上来说，是运用各种免疫调节药物，来改变人体的免疫功能和环境。不过，与放化疗一样，免疫治疗也有一些不良反应，在进行免疫治疗前也需要做好准备。

1. 皮肤过敏　如果服药期间出现轻度的红、肿或痒的皮疹，或者皮肤颜色改变、水疱、荨麻疹和白斑等情况时，需立即告诉医生，并请医生开具保湿霜、乳霜或其他药物来缓解症状。

同时，还要注意避免阳光直接照射皮肤，并使用防晒指数（SPF）最少为 15 的防晒霜；外出时戴宽边遮阳帽，尽量避免在上午 10 时至下午 4 时受到阳光直接照射；淋浴时宜使用较为温和、不含浓烈香味的肥皂或沐浴露；建议使用温水淋浴，避免长时间的热水淋浴；避免使用含有浓烈香味的洗衣粉或洗衣液。

**2. 类似流感症状** 通常会在治疗后立即出现，包括发热、发冷、肌肉和关节疼痛、恶心、呕吐、食欲减退等，出现症状后要确保充足的休息；可按医生指示服用镇痛药和退烧药；如果出现咳嗽，需多饮水，以保持咽喉湿润。

类似流感症状通常会在身体习惯药物后，随着治疗的推进而逐渐消失。如果症状持续出现不缓解，需及时联系医生处理。

**3. 食欲减退** 即使没有食欲，但仍需确保获取足够营养。摄取足够营养有助身体恢复，并能帮助调整身心状态，从而更好地应对治疗。可以少量多餐，每天进食 5～6 次小餐；感到饥饿时应吃小食，无须限制食量；选食含丰富能量和蛋白质的营养点心，如干果、果仁、酸奶、芝士、鸡蛋、奶昔、麦片、布丁等；还可通过添加调味料、肉汁、牛油、芝士、果仁或坚果、黄油来增加食物中的能量和蛋白质；注意多饮水，但应在两餐之间饮用，避免正餐时多饮而过快产生饱腹感；同时注意在轻松愉快的环境进食，并与家人或朋友一起用餐。

4. 恶心或呕吐　出现恶心或呕吐症状时，注意避免食用气味强烈、过甜、油腻、油炸或味道浓烈的食物；进食较冷或室温的食物往往能让人更容易接受；吃一些薄脆饼干或吐司，胃部比较容易接受这些食物；避免空腹服用需饭后服用的药物，从而减轻药物对胃肠道的刺激。

5. 腹泻　因腹泻会造成大量水分丢失，所以要尽量多喝水；选食含有可溶性纤维的食物（如豆类、燕麦片、橙子等）、高果胶食物（如桃子、苹果、橙子、香蕉）亦可帮助改善腹泻；对比高脂肪、油腻或油炸食物，低脂肪食物较不容易引起腹泻。此外，脂肪或油类食物可选择如橄榄油、菜籽油、牛油果、橄榄、果仁和种子等食品。

6. 便秘　便秘时也要多摄取水分，每天至少喝 8 杯水；尽量喝热饮，喝温暖饮品有助缓解便秘；同时，要适当摄入高纤维食物，如全麦面包和麦片、干果、煮熟的干豆或豆类。

此外，不管是癌症本身，还是各种治疗期间，患者都有可能感到比平时更为疲倦，缓解疲劳的小方法包括日间多次小睡或休息，如果可能要尝试短途散步或轻度活动，以轻松的方式进行平时喜欢的活动，请家人或朋友帮忙完成较难或较累的工作。

## 晚期姑息治疗不是放弃

5 年前，60 岁的王阿姨体检时发现宫颈病变，随后宫颈活检的病理确诊为子宫颈鳞状细胞癌，影像学检查结果提示无局部淋巴结及远处器官转移，临床诊断为宫颈鳞癌ⅡB期，给予TP方案（紫杉醇＋顺铂）化疗2个周期，后予放射治疗及TP方案化疗3个周期，放疗后间断性出现腹泻，为水样便，时有血便，诊断为放射性直肠炎。给予肠道黏膜保护治疗症状好转。

治疗完成后2年出现腰骶部疼痛症状，骨科做了一系列检查，其中骨扫描检查诊断为第2腰椎椎体继发恶性肿瘤，再次给予化疗及局部放射治疗，治疗过程中因为放化疗不良反应无法耐受，只能减少局部放疗剂量及化疗药物用量，治疗过程中双侧肺部也出现转移病灶。当时王阿姨非常痛苦，腰骶部疼痛症状得不到充分缓解，医生与家属充分商议后建议椎体转移瘤内植入粒子放射治疗，逐渐减少止痛药物用量，王阿姨腰骶部疼痛症状明显缓解，夜间睡眠可，可适当自由活动，间断给予化疗药物治疗，控制肺部病灶。

最近3个月，王阿姨体重没有明显变化。王阿姨对自己的病情非常了解，在家人的陪伴下她平静幸福地过着每一天，家人们也非常欣慰。虽然病情进展很快，但像目前这样，能够在王阿姨耐受的前提下给她充分的治疗，缓解她的疼痛，让她每一天都平静度过，这就是全家人最大的幸福了。

说到姑息治疗，大家的第一反应好像就是放弃，其实不然，虽然姑息治疗的对象以无法根治的晚期癌症患者为主，但是像王阿姨这样，虽然病情已不可逆转，在家人和医生的共同努力下，采用不那么痛苦的治疗方案，尽可能地缓解疼痛，提高每天的生活质量，类似的延长生命才是有意义的啊！宫颈癌的姑息治疗策略主要包括：①加强以铂类药物为基础的联合化疗；②对转移性病灶进行个体化放疗；③全身广泛转移者进行全身系统治疗，控制病情进展；④加强对症治疗，营养支持，改善生存质量。

总的来说，对于患有子宫颈浸润癌的患者，首要步骤是进行全面的临床评估，明确疾病分期，然后根据分期和患者的整体状况来制订治疗计划。对于处于中晚期的患者，应该考虑合适的姑息治疗，以改善他们的生活质量。

# Part 7

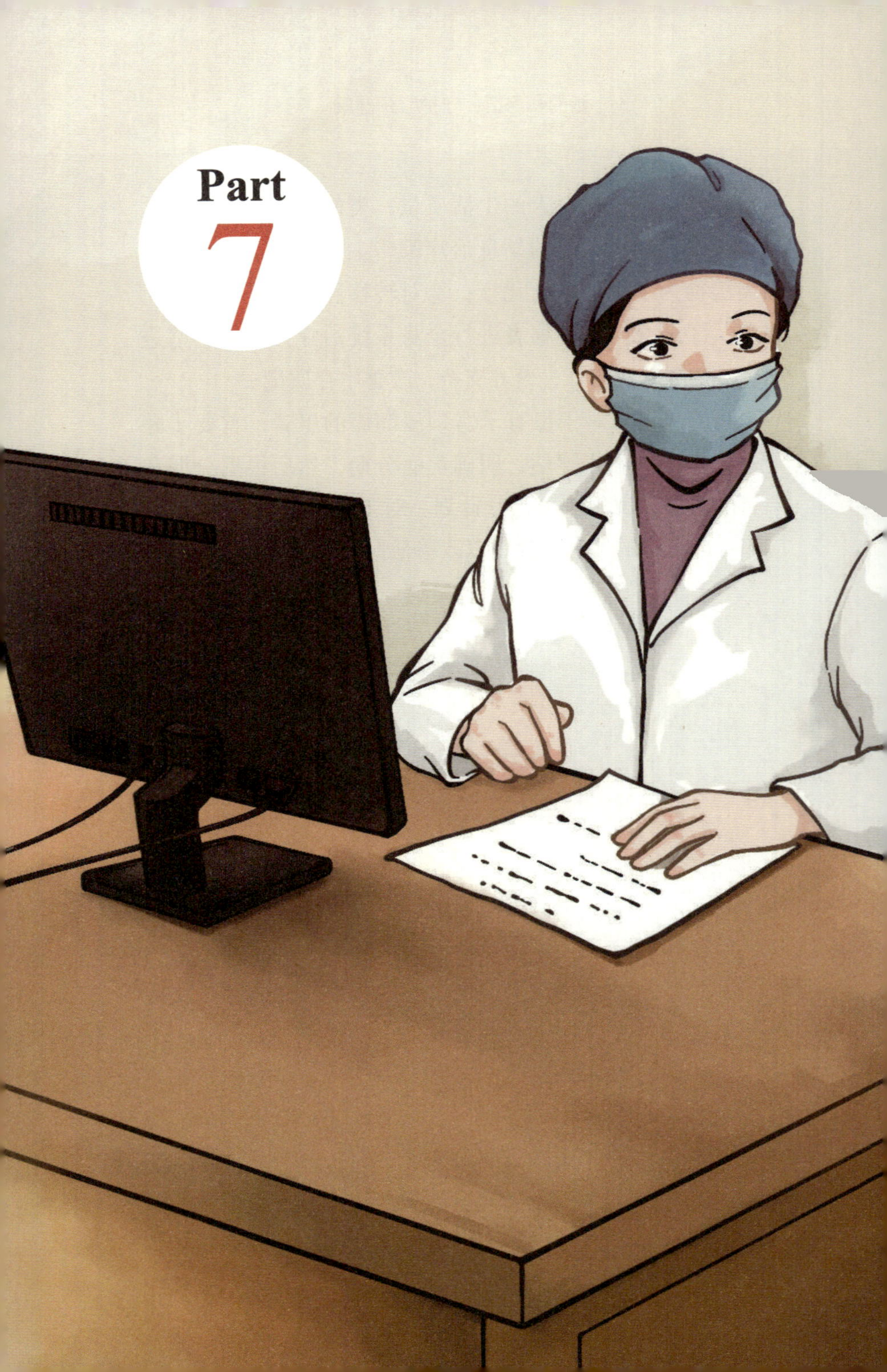

# 宫颈癌治疗后，仍要续一份『保险』

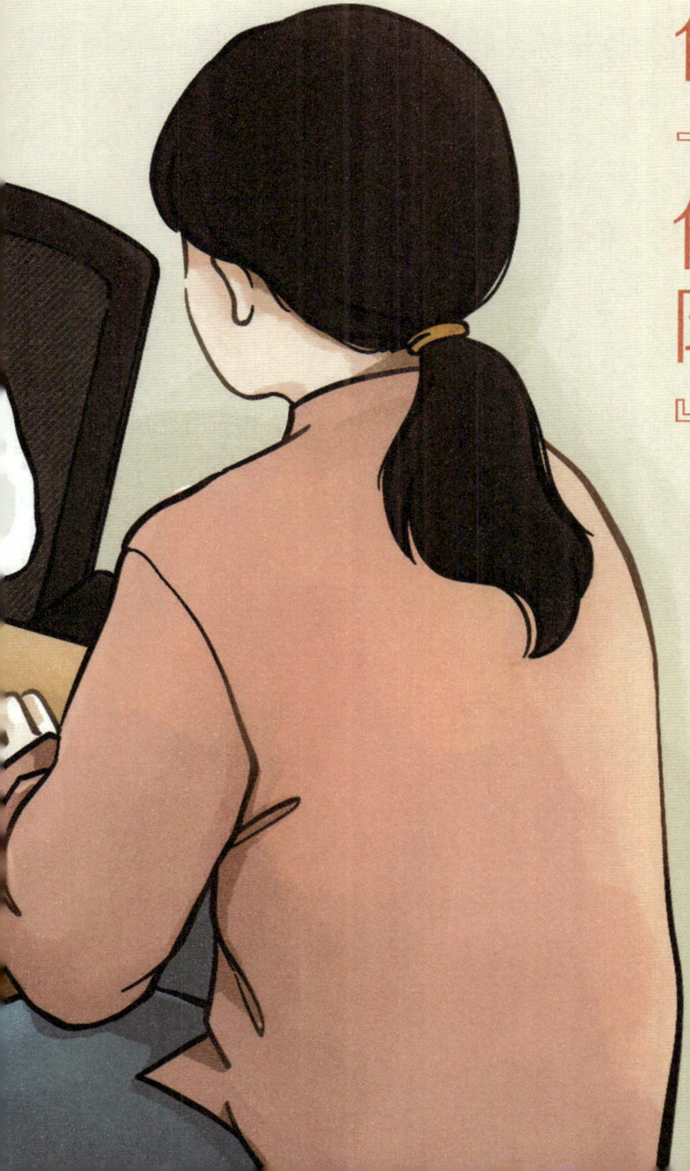

王女士是一位年轻的母亲，她在两年前被诊断为宫颈癌，经过手术和放疗，病情得到了控制。然而，就在她以为自己已经战胜癌症时，复查发现肿瘤标志物再次升高，王女士感到非常孤独和无助，总会想怎么不幸的事情都发生在自己身上，甚至想过放弃治疗，在这个时候，她的家人和朋友一直陪伴在她身边，给予她鼓励和支持。同时，她也参加了一些癌症支持小组，与其他患者交流经验和感受。这些帮助让她重新找回了信心和勇气。经过一系列的治疗和康复，王女士的身体状况逐渐好转。

张女士是一位忙碌的职业女性，她在 3 年前被诊断为宫颈癌，经过治疗，她的病情得到了控制，医生建议她定期随访。然而，由于工作繁忙和生活琐事，治疗结束后 2 年没有接受随访，平时偶尔出现阴道出血、流液也未在意，直到阴道出血越来越严重，才去医院接受检查，行盆腔磁共振成像检查发现阴道残端出现异常强化灶，血流信号丰富。医生最后判定其癌症复发了。

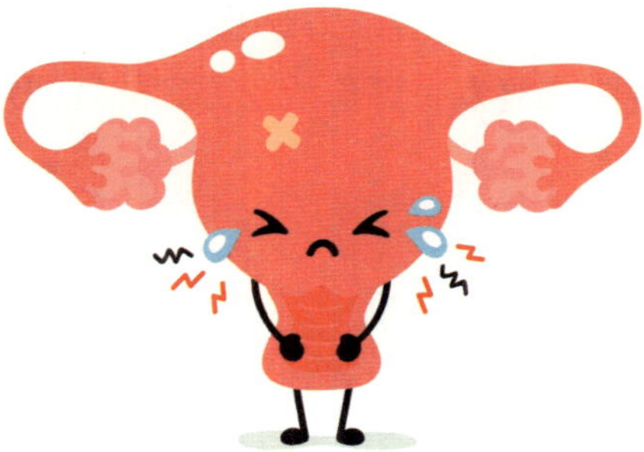

定期随访就相当于治疗后续的一份“保险”，
无论何种治疗方案，
治疗成功与否，
定期随访都不能少，
不能与你的主治医生“再也不见”。

宫颈癌不是成功治疗结束就万事大吉了，治疗后的定期随访很重要，恶性肿瘤的随访意义非常重大，通过随访医生可以了解患者回归社会后的生活和生存状态，掌握患者的生理和心理变化并及时给予支持和指导，预防和减少宫颈癌治疗对夫妻性生活、婚姻及家庭带来的冲击，同时还会尽早发现疾病复发，评价治疗方案的远期疗效。

## 宫颈癌患者治疗后多久随访一次

通常情况下，宫颈癌治疗后 2 年内的患者，需每 3～6 个月随访复查 1 次；治疗后 3～5 年的患者，每 6 个月随访复查 1 次；患者治疗后从第 6 年开始，每年随访复查 1 次。有高危因素的患者应适当缩短随访的时间间隔（如治疗后 2 年内，每 3 个月随访复查 1 次），低危因素的患者可适当延长随访时间间隔（如治疗后 2 年内，每 6 个月随访复查 1 次）。对于定期随访确实有困难的患者，至少每年进行 1 次宫颈（保留生育功能者）或阴道残端的脱落细胞学和 HPV 检测，并根据结果及时与主治医师沟通，以免贻误病情。

## 随访不是体检，不是几张化验单就可解决的事儿

宫颈癌的随访是细致全面的临床评估过程，不是开几张化验单，检查一下就完事了。主治医生不但会详细地询

问相关的症状表现，还会进行相关检查，如询问有无异常阴道流血流液、异常阴道分泌物、漏尿，不明原因的体重减轻、厌食、咳嗽，有无性生活不适，以及有无下腹部、前胸后背或大腿根部的疼痛等；同时，还会进行妇科及全身的检查，如阴道通畅度，阴道残端的愈合情况，是否有异物生长，是否有占位性病变，是否有触痛，是否有双下肢水肿及行走不便，手术部位的邻近组织器官是否有异常等情况；生活方式是否健康，如饮食营养是否全面，运动是否适当，体重是否控制得较为合理，是否戒烟、饮酒等，对于不健康的生活方式，主治医生会有针对性提醒；在治疗上，也会根据病情调整用药。

## 随访是复发早发现的关键渠道

无论肿瘤是否得到有效控制，随访都是发现肿瘤是否复发的关键环节，主治医生在全面评估患者的情况时，根据症状表现及体征，可评估是否存在可疑的征象，以便进行相关实验室和影像学检查，如血常规、血尿素氮、肌酐等。

此外，若患者感觉出现异常的症状时，特别是肿瘤尚未被有效控制的患者，即便没有到下一次随访复查时间，也可及时找主治医生随访复查。对于肿瘤未控制或已经明确复发的患者，必然要重新制订治疗方案，所以越早发现对后续的治疗越有益。尤其是一些特殊病理类型的宫颈癌，如宫颈腺癌、宫颈神经内分泌癌、透明细胞癌等预后较差，规范的治疗后仍有很大的概率复发，更应该定期规范的随诊，以便能够及时发现疾病复发，并尽早予以治疗以期改善疾病的预后。因此，建议所有宫颈癌患者进行终生随访。

## 保留生育功能者治疗后随访更严格

所有接受保留生育功能手术的宫颈癌患者，在治疗后都存在疾病复发的风险，严密的随访必不可少。治疗结束2年内，每3～6个月随访1次；治疗结束3～5年，每6个月随访1次。之后可以每年复查1次，随访持续时间可以根据疾病的严重程度及复发的风险来决定。

因保留子宫和（或）部分宫颈，随访内容包括HPV检测及宫颈脱落细胞学检查，根据结果酌情进行阴道镜检查及活检。此外，随访内容还包括妇科检查、血常规、子宫颈鳞状细胞抗原，超声、CT或磁共振等。

## 在随访中学会自我检查及发现异常症状

李女士是一位宫颈癌患者，经过手术治疗及后续放疗后，各个检查数据都比较满意。于是，远嫁外地的女儿提出让她到自己家，也方便照顾李女士。原本，李女士并不想给女儿添麻烦，而再加上李女士的主刀医生又强调让她定期回来复诊，就没答应女儿跟她去。不过，碍于女儿一遍遍的请求，就答应了。出发之前，李女士想着主刀医生的嘱咐，感觉还有一些问题，就再次找到了主刀医生。于是便有了下面的对话。

李女士：大夫，您要我定期上您这随访，但是我女儿希望我跟她一起去外地生活，方便照顾，我还要按照约定定期回来吗？

医生：实在不方便也可以在当地的医院随访。等一会儿我会把您的病史、既往史和诊疗记录等情况整理出一份资料，您到外地后也要定期随诊，把我给您整理的资料拿给您的随诊医生，如果方便回来也可以。

李女士：如果我平时有点不舒服，是不是要等到约定的随访时间才过去？

医生：不是的，不论术后多久，宫颈癌都有复发可能，因此日常生活中间一旦发现异常需要及时医院就诊，否则可能延误诊治。

李女士：出现什么症状，我才要去医院呢？

医生：宫颈癌常见的复发症状有阴道出血、疼痛、白带异常、腹部可触及包块，不明原因发热、疲劳、体重减轻等，一旦出现这些症状，您需要及时去医院。

李女士：阴道出血很少也需要去医院吗？

医生：是的，宫颈癌复发有可能表现为极少量阴道出血，如白带中带血丝，也可能出现不规则出血，量时多时少。因此，即使出血量很少，也不能忽视。

李女士：疼痛是指哪些地方疼呢，我腿疼应该不是宫颈癌复发吧？

**医生：** 腿疼也可能是宫颈癌复发的症状，肿瘤可能侵犯到盆腔的神经或压迫到其他组织。宫颈癌复发可能导致各种疼痛症状，如腹部疼痛、腰痛或下肢疼痛等。

**李女士：** 白带异常是指白带有异味吗？

**医生：** 白带异常包括白带增多、异味、颜色异常、水样白带等，这可能是由于术后护理不当、个人卫生差等因素导致的细菌感染，但也可能是复发的迹象。

李女士在女儿家积极地按照要求随访，跟当地的医生也学到了很多宫颈癌的知识。每天早上，她都会测量体重、触摸腹部、仔细观察自己的白带情况。术后3年时，她发现白带中带血丝，立即医院就诊，妇科检查发现阴道残端肿物，病理显示为鳞状细胞癌。虽然宫颈癌复发了，但经过及时治疗，疾病逐渐康复。

宫颈癌术后时间越长，随访频率越低，一些患者复发症状比较隐匿，容易忽视，从而延误治疗，因此患者自我检查就尤为重要，一旦出现异常症状，应立即就医并进行相关检查，以确定是否出现复发。

## 宫颈癌手术后要早进食

一项妇科肿瘤术后患者的随机系统性回顾性研究指出，早进食可以减少住院日及增加患者的舒适感。术后4～6小时需要进行生理性的规律进食以保证营养状态及促进术后恢复。虽然早进食可能会增加恶心、呕吐的发生率，但是这种消化道反应往往具有自限性，并且对止吐药物反应良好。此类症状与麻痹性肠梗阻明显不同，故不能按照肠梗阻对待。早进食不会影响麻痹性肠梗阻的发生，但若真的发生了肠梗阻，则仍需按常规禁食并通过胃管引流减压。

## 宫颈癌手术后出现盆底功能障碍怎么办

盆底功能障碍包括压力性尿失禁、盆腔器官膨出、生殖道瘘等一系列综合征，虽然并不致命，但对患者生活及身心健康的影响不容忽视，应予高度重视。宫颈癌手术广泛切除子宫旁组织可造成盆腔自主神经损伤，导致膀胱功能障碍，发生率高达30%～80%。此类患者术后2～6周膀胱残余尿明显增加，尿流率显著下降，表现为尿潴留，即膀胱感觉减弱、膀胱充盈、排尿困难或排尿不尽、膀胱残余尿量＞100ml。

李女士1个月前因为宫颈癌接受了手术治疗。手术过程顺利，但术后出现了尿潴留，感觉排尿不尽，排尿困难，膀胱长期处于膨胀状态，这令李女士感觉十分痛苦，与病友沟通后了解到这是宫颈癌术后的常见并发症，积极治疗大多能恢复正常，李女士重拾康复的信心，同时医生指导她开始进行膀胱训练，经过一周后拔除尿管，她的排尿情况较前明显好转，排尿顺畅，残余尿量20ml。

保持心情舒畅十分重要，患者经历手术后容易产生焦虑等不良情绪，抑制逼尿肌反射，影响膀胱功能，导致尿潴留加重。物理治疗是治疗尿潴留的重要手段，比如膀胱训练、间歇性自我清洁导尿、盆底肌训练等，电刺激、超短波理疗也有助于尿潴留康复。膀胱训练持续6天，通过间断夹闭、开放尿管，模拟膀胱充盈及排空，从而维持或恢复膀胱肌张力。膀胱训练一般从术后第4天开始进行，尿管夹闭间隔1小时，每次开放5分钟，逐渐延长间隔时间，训练第6天夹闭间隔达4小时，前5天夜间开放尿管，第6天夜间持续夹闭。间歇性自我清洁导尿需要患者自行定时将导尿管经尿道口插入膀胱，模拟膀胱排空功能，一直持续直到至少每次引出200ml尿液、每4小时1次、残余尿量＜100ml。盆底肌训练通过肌肉训练使膀胱颈部及尿道近端自主交替收缩和舒张，使膀胱恢复正常位置，控制排尿。盆底肌训练从术前3天开始，通过收缩肛门、尿道及阴道产生盆底肌肉上提感，每次持续收缩3秒以上，逐渐放松，连续15～30分钟，每日训练3次，持续时间及次数逐渐增加，直至拔除尿管。

### 小贴士：治疗尿潴留的药物

当物理治疗效果不佳时，使用药物也能有效治疗尿潴留。新斯的明、西沙必利等拟副交感神经内药物可促进膀胱逼尿肌收缩，从而治疗尿潴留。

患者膀胱长期处于尿潴留状态，膀胱顺应性降低，逼尿肌过度活动，出现压力性尿失禁，可能在术后 6～12 个月内消失，也可能持续更久，甚至终身。腹压增加时不自主溢尿是压力性尿失禁的典型症状，症状严重的患者需要手术治疗，如在轻度压力下，站立时即出现漏尿，而症状较轻的患者，在剧烈压力、中度压力下，比如咳嗽、打喷嚏、上下楼梯时才出现漏尿，大多数可通过非手术治疗方法改善症状。

王女士 2 个月前因宫颈癌进行了手术和放疗治疗。然而，手术后她出现了小便失禁的情况，王女士是一位家庭主妇，每天上下楼、增加腹压后就会出现小便自然流出，为了避免污染衣物，她长期使用卫生巾，由于尿失禁，她不敢正常饮水，每日饮水量仅 200～300ml。这种情况给她带来了明显的焦虑和抑郁情绪。医生指导她避免体力活动，每天进行盆底肌训练，1 个月后王女士自觉溢出的尿量逐渐减少，半年后咳嗽后无尿液漏出，日常活动恢复正常。

保持良好生活习惯十分重要，咳嗽、便秘、超重、从事重体力活均可能导致尿失禁进一步加重。盆底肌训练也是治疗尿失禁的重要方式，在治疗尿失禁时，需循序渐进、长期训练。第一阶段每次收缩持续 5 秒，放松 5～10 秒，重复 20 次以上，每日训练 3～4 次；第二阶段规定时间严格训练（如每日晨起、睡前），持续 3 个月；第三阶段，先收缩肛门、尿道，然后增加腹压，从而形成生理反射，在咳嗽等增加腹压行为前收缩肛门、尿道，从而避免尿液流出。

### 小贴士：治疗压力性尿失禁的药物

当非手术治疗对压力性尿失禁改善不明显时，也可以考虑药物治疗。西药可以选择α受体激动药（如盐酸米多君等），刺激尿道平滑肌和躯体运动神经元，增加尿道括约肌的收缩力，从而增加尿道的阻力，改善尿失禁的症状。中药可以选择补中益气的药物进行调理。当非手术治疗或药物治疗效果不满意时，应考虑手术治疗。常用的手术方法有尿道中段悬吊术、耻骨后膀胱颈悬吊手术等。

## 宫颈癌术后发生性功能障碍怎么办

张女士在两年前因宫颈癌接受了手术治疗，手术后她的身体状况逐渐恢复，但性生活方面却出现了问题。她感到自己的阴道变得干涩，性交时疼痛难忍，甚至无法完成正常的性生活。因此，夫妻之间也产生了隔阂，这让她很苦恼。恰好她的定期随访时间也到了，反复斟酌后，决定与医生探讨一下自己的问题。医生经过检查后，没有发现张女士阴道结构出现异常，于是建议她进行心理辅导，同时还建议她尝试使用阴道润滑缓解疼痛，经过一段时间的心理调整，张女士性交疼痛得到明显改善，现在夫妻也和睦了。

随着医疗技术的不断进步，宫颈癌患者的生存期也普遍延长，但因治疗方式、心理、社会等综合因素，宫颈癌患者易出现性功能障碍。随访发现，长期存活的宫颈癌术后患者常有性欲下降、阴道润滑度减低、阴道变短等性功能障碍的表现，特别是接受放疗的患者更明显。此外，经过治疗的宫颈癌患者因对肿瘤的恐慌、精神负担过重，也是导致性功能障碍的重要因素。

有研究表明，早期宫颈癌根治术后性功能障碍患者接受心理疗法联合盆底肌训练能够显著提高盆底肌功能，减少心理困扰，从而改善性功能。女性患者应正确认识宫颈癌手术，女性可通过阴道、阴蒂两条途径达到性高潮，宫颈癌手术并未影响阴道及阴蒂的功能和结构，宫颈癌术后女性也可以进行正常性生活。同时多与丈夫情感沟通，调整性生活状态，丈夫也应正确了解宫颈癌，理解妻子所产生的焦虑、恐惧心理，并给予精神支持。

## 宫颈癌术后下肢水肿怎么办

刘女士宫颈癌手术后2周出现了轻微下肢水肿，因为并未影响日常生活，也就没找医生复诊，后来下肢水肿逐渐加重，出现下肢沉重感，刘女士心里十分害怕，急忙来医院就诊治疗。医生向刘女士进行健康教育，建议刘女士规律地进行日常锻炼、每日白天穿压力袜、局部按摩增加淋巴液流动、避免长时间站立，刘女士积极配合医生的治疗方案，同时也注意饮食调理，保持心情愉悦，2周后下肢沉重感逐渐消失，水肿症状逐渐减轻。

宫颈癌的根治性手术需要切除盆腔淋巴结。据统计，宫颈癌治疗后容易发生下肢淋巴水肿。如果切断了血管，会有血液流出，同样切除淋巴结的过程中，一些微小的淋巴管被切断，淋巴液也会缓慢地渗出，渗出过程也会伴随着腹膜的再吸收，如果渗出速度大于再吸收速度，局部淋巴液积聚，慢慢会形成淋巴囊肿，增大的淋巴囊肿可引起压迫症状，压迫血管可引起下肢静脉回流障碍、下肢静脉血栓，压迫输尿管可导致输尿管梗阻及肾盂积水等，若发生感染则加重症状且可形成盆腔脓肿。

因此，需要关注淋巴清扫术术后的康复治疗，注意提高机体抵抗力，尽量不要泡温泉、洗桑拿等；淋巴水肿不是体力活动的禁忌证，日常生活中患者应避免长时间处于重力依赖体位，久站、久坐或不良坐姿均会导致患肢肿胀加重，而抬高患肢后可有效缓解。坚持患肢锻炼对患者有益且必要，适当运动能够促进肌肉收缩及血液流动以加快淋巴循环，促进水肿消退。同时应日常穿压力袜（推荐3级弹力袜），并禁止在有淋巴管破坏侧或进行过淋巴管手术的患肢进行输液治疗，同时做好患肢皮肤的护理。

**小贴士：淋巴水肿的国际淋巴学会分期方法**

**0期淋巴水肿** 又称亚临床前期淋巴水肿，该期患肢肿胀等主观感受不明显，双侧下肢体积相差<20%；仅有个别患者表现为间歇性疼痛、疲劳、患肢沉重等。

**1 期淋巴水肿** 由于高蛋白液体积聚导致患肢可凹性水肿，抬高患肢可完全缓解，双侧下肢体积相差20%～40%。

**2 期淋巴水肿** 主要表现为非可凹性水肿。皮肤纤维化明显，脂肪组织增殖，抬高患肢不能完全减轻肿胀。

**3 期淋巴水肿** 受累患肢相比健侧体积增加>40%，并有皮下组织增生，皮肤皱褶生成、角化过度，新生疣状物和皮肤乳头状瘤等；该期也被称为淋巴性象皮病，可致下肢畸形甚至严重伤残等并发症。

## 宫颈癌术后良好的营养是保障

李女士宫颈癌手术后身体状况一直不佳，在接受手术和放化疗后，她的身体状况更是每况愈下，出现了营养不良、贫血等症状。为了改善身体状况，医生为她制订了个性化营养方案。李女士积极配合医生的治疗方案，按时进食，经过一个月的营养治疗后，李女士的身体状况逐渐好转。她的营养不良和贫血症状得到了缓解，身体逐渐恢复健康。

良好的营养支持可提高和巩固疗效。饮食宜多样化，营养均衡，可以谷类为主，多吃蔬菜、水果等维生素含量高的食物，适量进食鱼、禽、蛋、瘦肉等优质蛋白质，食欲不佳的患者可食用山楂等开胃助消化的食品，便秘的患者可吃香蕉、喝蜂蜜水。

## 宫颈癌康复期要远离不良生活方式

避免不良的生活习惯，不熬夜、不吸烟、不酗酒。积极应对不良情绪，洁身自好，调整适应社会角色。良好的生活习惯对宫颈癌患者预防泌尿生殖系统受到细菌或其他微生物感染尤为重要，建议宫颈癌患者每天清洗外阴，保持清洁干燥，避免使用过碱或过酸的液体清洗外阴部，以免破坏阴部及阴道内的正常菌群环境，可以选择全棉、宽松的内裤，提供舒适的穿着体验，每天更换内裤，并放在通风朝阳的地方晾干。

一定要保证充足的睡眠，做到合理的休息，睡眠过多或过少均会导致生物钟紊乱，影响康复，良好的生活习惯可以帮助我们更好地康复，目前研究认为睡眠少于或多于 7 小时均会影响生理及心理健康，宫颈癌患者需保证每日睡眠 7 小时，高蛋白饮食、睡眠期间减少光照有利于提高睡眠质量。有的患者认为熬夜没关系，白天补觉就能恢复，实际上白天午休并不能弥补熬夜对身体的影响，所以宫颈癌患者应避免熬夜，保持晚上10—11点入睡。宫颈癌患者经过正规治疗后一般体质都比较差，要使疲惫的身体迅速恢复，一定要保证充分的休息。但休息并不等于整天卧床，而是要根据自身实际情况，劳逸结合，如散步、看书、下棋、钓鱼，做些轻松的家务等，有利于身心健康和康复。

## 宫颈癌康复期运动要适当

生命在于运动，运动促进健康。宫颈癌康复期的患者，应根据机体的体质状况，适量参加一些体育活动，如散步、做保健操、太极拳、气功等。但运动强度需根据个人身体机能状态循序渐进，第1～4周为适应期，通过调整运动时间、频率和强度达到完成初步目标量，4周至半年为提高期，每4～6周适当提高运动量，半年后进入稳定期。如果身体出现不适，如处于发热、严重感冒等疾病急性期，需暂停运动，待疾病缓解后继续。如果运动过程中出现胸痛、心悸、呼吸困难、肌肉关节不适需降低运动强度或停止运动。WHO推荐成年人每周需要进行150～300分钟中等强度的有氧运动，或者75～150分钟高强度的有氧运动，每周可分3～5次进行，每次运动时间＞30分钟。适当锻炼可以增加食欲，恢复体力，增强体质，提高身体的免疫功能，达到防癌抗癌、机体康复的目的。

# Part 8

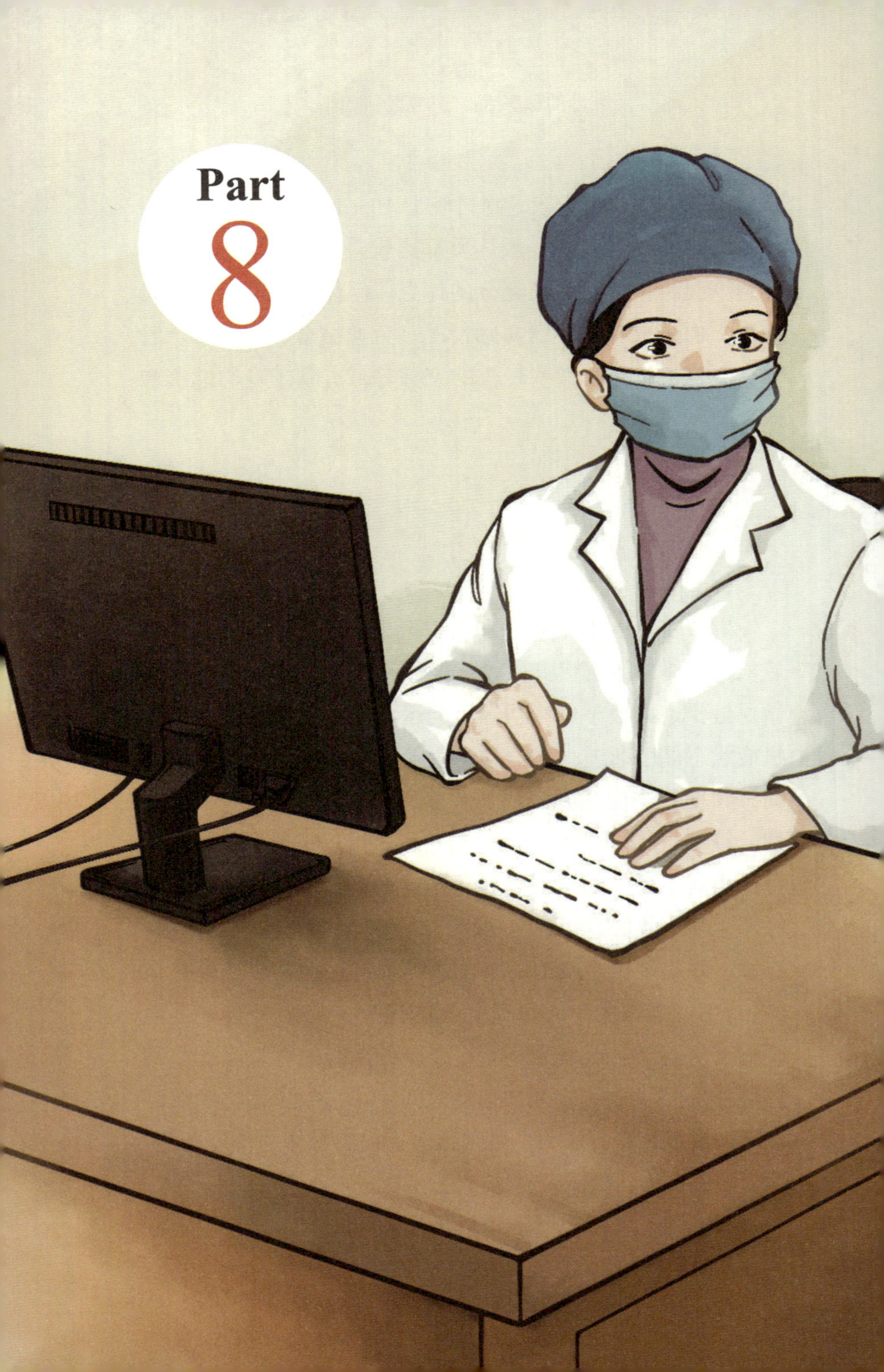

# 帮助宫颈癌患者走出「矫情」与「脆弱」

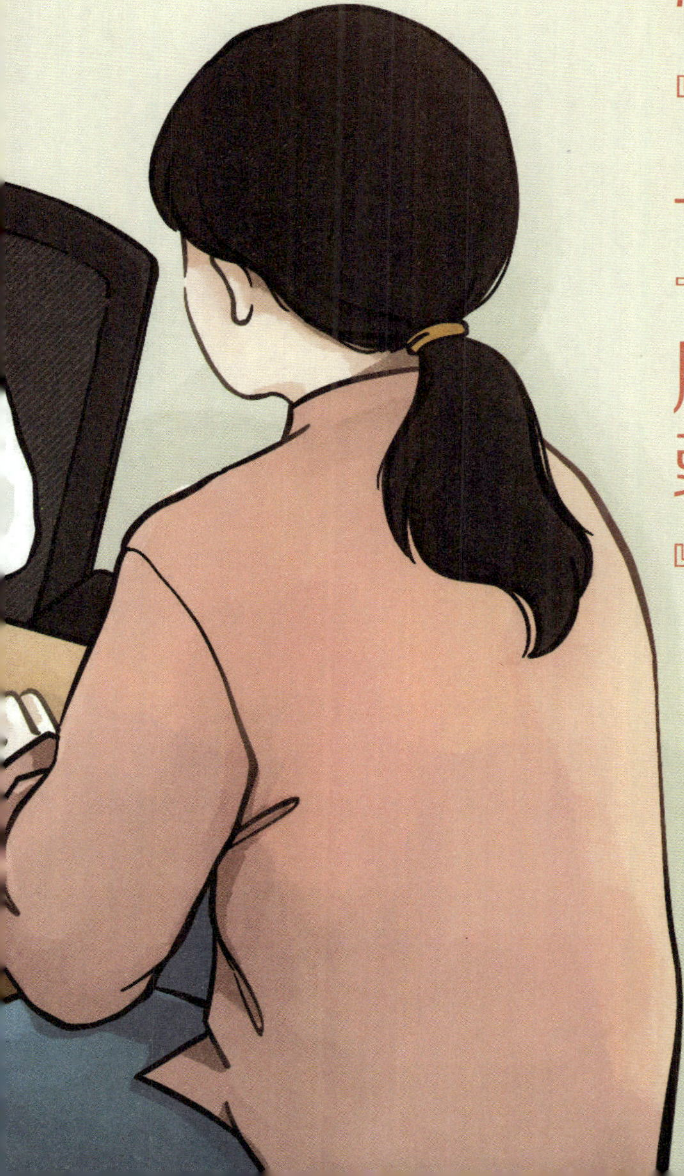

芳芳是一名公司白领，刚过不惑之年，事业有成，家庭美满。然而“宫颈癌”这一特发于女性的恶性肿瘤不期而至，让整个家庭陷入愁云惨淡之境。原本开朗的她变得终日闷闷不乐、忧心忡忡，还动辄伤心流泪。虽然经过系统的治疗，医生说她的病处于早期阶段，疗效很好，再发风险很低，她却依然食欲不振、夜不能寐，后悔为什么没有早些检查，担忧未来的路又该怎么走，身心备受煎熬的她形容憔悴。这也让芳芳的家人非常担心，同时也不明白为何之前那么坚强的一个女人会变得如此“脆弱”？

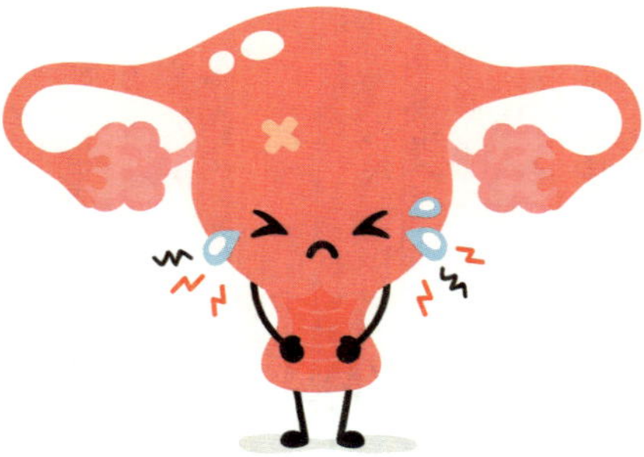

或许心有不甘，
或许痛苦万分，
或许悔不当初……
无论如何，
最终都要正视。

“患上宫颈癌”对任何患者及家属而言都是个沉重的打击，特别是患者不得不面对疾病给生活带来的巨大变化，她们常常会感到恐慌、焦虑、担忧、烦躁、愤怒、郁闷、压抑、内疚、无奈、不舍、悲伤、寝食难安，更有甚者还会伤害自己。

## 宫颈癌患者变得“矫情”又“脆弱”的原因

**1. 被重大压力性应激事件“压垮”** 患癌症是重大的应激事件，而压力性应激事件是抑郁、焦虑等众多精神疾病的风险因素。特别是，目前大多数人仍有“癌症既是绝症”的错误观念，面对癌症产生无助、绝望等负面情绪，做出否认、退缩、逃避、放弃等行为，有些患者甚至会吸烟、饮酒等，这些不适当的应对方式及错误的生活方式都会进一步增加抑郁、焦虑、失眠等精神症状的发生。在疾病的进展与治疗中，患者形体会出现一些变化，如脱发、消瘦等，这些改变作为持续性应激事件可能引起患者的回避、脱离社交，增加孤独感，引起更多精神症状。

**2. 诊疗费用与不良反应的累积压力** 宫颈癌的治疗是一个漫长的过程，并且可能出现较多不良反应。癌症诊疗中的花费及治疗中出现的各种不良反应，均会引起患者出现焦虑抑郁和痛苦心理，而躯体上的疼痛和食欲减退也是引发负面情绪的重要原因。疾病进展及治疗中身体免疫系统被破坏，炎性因子的失衡与抑郁焦虑等各种精神障碍密切相关。化疗药或其他治疗药物如干扰素、地塞米松等均可能引起焦虑、惊恐、抑郁、失眠等各种精神症状的不良反应。在放化疗过程中，患者会出现恶心呕吐、疲乏、头晕等各种不良反应，这些又加重了患者的负性体验。

3. 宫颈癌的合并症加重情绪反应　宫颈癌的治疗常需要切除盆腔器官，导致生育能力丧失、性功能障碍，严重影响患者夫妻感情，家庭支持的减少会导致患者更难以调整自己的精神状态。此外，宫颈癌还会影响神经内分泌激素系统，引起激素分泌紊乱，而激素与众多精神疾病的发生发展密切相关，因此会引起患者精神状态的波动或变化。

4. 个体易感性的差异　具有过度焦虑、冲动和强迫性人格特质的个体可能更容易出现抑郁，其中神经质人格特征患病风险最高；具有胆小、敏感、易紧张、追求完美、严谨刻板等特质的个体可能更容易出现焦虑。

作为患者家属，看着自己的妻子、妈妈、女儿饱受疾病的折磨，面对她逐渐走向生命的终点，离自己而去，却又无能为力，会产生自责、愧疚、哀伤等心理体验，有时会出现比患者本人更为严重的精神心理问题。

无论是患者本人还是家属出现精神心理问题，均会影响到患者的治疗效果和疾病的康复。而如果能积极面对这些不良情绪，进行适当的自我调适，必要时寻求医生专业的帮助，则有助于提高患者的生存率和生活质量、延长存活期。因此，走出“矫情”与“脆弱”是宫颈癌患者及其家属需要面临的重要挑战。

## 肿瘤患者惶恐不安，影响治疗结局

研究显示妇科肿瘤患者焦虑水平普遍较高，且年轻宫颈癌患者焦虑的发生率更高。国外的一项大型调查显示，19.0% 的肿瘤患者存在有临床意义的焦虑症状，22.6% 存在亚临床焦虑。近期一项国内研究也发现约 50% 宫颈癌患者存在焦虑症状。

当得知可能“患癌”时，人们往往就已经产生了不同程度的焦虑，且随着疾病的确诊，治疗的开展和深入，焦虑的水平也会进行性加重。在长期癌症生存者中，焦虑可能持续存在。研究显示，焦虑情绪会降低患者对医疗的信任、延长治疗期、减少积极治疗的态度、干扰正常的诊疗。

现实中，一些患者虽然知道自己情绪不好，每天处于担忧、心烦、恐惧的情绪中，总是无意识地抠手、挠头、来回踱步、坐立难安，甚至还会有心率加快、血压波动、多汗、尿频、口干、心慌、手抖、呼吸困难、胸闷、胸痛、腹部不适、控制不住想解大便等表现，但仍然不认为自己患上了焦虑症。

## 肿瘤患者焦虑了，应该怎么办

适度焦虑能激发患者寻求合适的治疗及支持，但当焦虑程度超过正常耐受值时，则会明显增加其痛苦体验和功能受损，甚至因为焦虑恐惧导致患者拒绝必要的检查和治疗，这就预示着需要寻求医生的帮助了。

## 不要因药物不良反应而惧怕吃药

轻度焦虑者可以选择不吃药，但对于持续性恐惧焦虑者，症状较重，对日常功能影响较大，患者难以自行调整者，则需要药物治疗。临床上常选用抗抑郁药来系统治疗焦虑，医生会根据患者的症状特点不同而选择不同的药物，常用药包括帕罗西汀、艾司西酞普兰、舍曲林、米氮平、文拉法辛、度洛西汀等。这些药物抗焦虑作用显效会有一定的延迟，常需1～2周的时间患者才能体会到情绪有所改善，因此不要吃几天觉得不管用就自行停药。此外，待焦虑症状控制满意后需在医生指导下逐渐停药，不能擅自停药，尤其是不能突然停药，因为过早停药可能会导致症状反复，增加以后反复发作的风险。

### 小贴士：苯二氮䓬类药不能骤然停药

焦虑症急性治疗阶段一般会应用苯二氮䓬类药物（即镇静催眠类药物）作为辅助治疗，以期快速控制焦虑、对抗短期间歇性的焦虑症状，常用药有劳拉西泮、奥沙西泮和阿普唑仑等，该类药起效快、作用时间短，代谢清除速度较快，一般应用2～6周，焦虑症状减轻后逐渐停用，一般停药过程不应短于2周。骤然停药容易出现反跳症状，表现为焦虑加重、失眠、头痛、恶心、呕吐等症状。该类药物不建议长期连续大量服用，否则容易产生依赖。

服用苯二氮䓬类药物期间，不宜驾驶机动车辆或操纵大型机械，以免发生意外事故。伴有特殊临床情况的患者也应慎重使用，如患有严重的睡眠呼吸暂停低通气综合征、急性闭角型青光眼、肝性脑病及高危者。此外，服用苯二氮䓬类药物期间不宜饮酒，否则会加重对中枢神经系统的抑制。

## 不焦虑，学会恢复“控制感”

人们焦虑恐惧的往往并不是事件本身，而是焦虑恐惧自己无法掌控某些事件的发生、发展，以及对未来的不确定。如果自己对任何事情都能心中有数，并且觉得自己能够有条不紊地采取行动去掌控它，恢复“控制感”，焦虑的水平自然能有所下降。

众所周知，宫颈癌的发生发展是一个漫长的过程，越早发现对治疗越有利，因此规范的定期筛查十分重要，有利于疾病的早发现、早诊断、早治疗。一旦查出问题，可以把心中的疑惑和担忧的问题整理好，跟专业医生详细地咨询与探讨，了解自己目前的病情如何，处于哪一阶段，后期应该怎么处理和治疗，治疗效果如何、可能导致的问题，如何随访观察，怎样做能够预防疾病进展，大概多少治疗费用等。对宫颈癌有了全面准确的认识后，可以减少自己对未来无端的猜测，有助于“控制感”的恢复，避免过度焦虑。

## 别让抑郁加重宫颈癌

1. 躯体问题与精神问题相互影响　宫颈癌是可危及生命的恶性肿瘤，患者较普通人群更容易出现抑郁。国内外研究显示，癌症患者抑郁发病率比较高，10%～30% 的癌症患者患有不同程度的抑郁，其中约 50% 的患者抑郁程度较重。反过来，负性情绪反应、应激易感人格、不良的应对方式及生活质量较差的患者患癌风险更高，癌症生存期也更短，死亡率更高。其中焦虑抑郁情绪会导致患癌症的风险增加 13%，患癌症后死亡的风险也会增加 27%。

2. 抑郁是肿瘤患者最常面临的精神困扰　当抑郁来袭，我们会出现情感症状（如持续的情绪低落、兴趣减退、快感缺失、无价值感、自责、悲观、厌世等）、生物学症状（如食欲减退、睡眠改变，精力下降等）及神经认知症状（如集中注意力困难、记忆减退等）。鉴于抑郁障碍高患病率及沉重的疾病负担，需要一系列的干预措施和管理办法，以尽可能缩短发作期、促进功能恢复、降低复发风险等。干预越早，预后越好，所以需要强调疾病的早期识别及就诊，包括社会层面必要的科普以增进公众对疾病的识别、消除耻感。

**3. 宫颈癌伴抑郁障碍的治疗总体目标** 改善患者抑郁症状、提高生存质量，达到稳定和真正意义上的疾病治愈。抑郁障碍的药物治疗分为三期：急性期、巩固期和维持期。其中急性期治疗一般历时 8～12 周，在急性期控制症状，促进功能恢复，巩固期治疗一般需要 4～9 个月，需要继续用急性期有效药物治疗，关于维持期治疗所需时间的研究尚不充分，需视个体情况而定，若宫颈癌患者多次复发抑郁（3 次或以上），或者经治疗后仍有明显抑郁残留症状者（如疲乏、认知损害等），临床主张长期维持治疗，以降低复发风险。

从急性期就需要建立好医生与患者及家属的治疗联盟，共同商讨选择最为恰当的治疗和干预措施，尽快并且最大限度地缓解临床症状。对于治疗依从性不好，病情较为严重，尤其自杀风险高的患者，则可能需要住院治疗。同时，适当的健康教育有助于提高患者的治疗依从性。

康复后应着重维护病情长期稳定及预防复发，维持足够长时间的药物治疗非常重要。在疾病复发前需要致力于尽可能地减少危险因素并增强保护因素。存在社会心理因素的患者需要配合适合的心理治疗以帮助提高应对技能、适应能力等，保持良好的生活习惯、社会角色，增进家庭、社会支持。同时要兼顾到对于复发的早期识别、早期干预，避免最终复发。作为患病率高且与自杀密切相关的疾病，抑郁障碍患者的自杀风险评估及预防极为重要，包括医生的问诊和评估，更多包括患者自我的觉察和家属耐心细致的观察，一旦发现要及时就医干预。

## 宫颈癌+抑郁症，家属的陪伴之路怎么走

前面提到的芳芳，她爱人觉察到了其情绪的变化，很是担心又觉得无所适从。于是，他陪芳芳到医院的精神科就诊，得知芳芳患有中度抑郁后，他们与医生共同商议，决定接受药物治疗。此后芳芳每日按时服药，在爱人的陪伴下定期门诊复诊。

此外，他们还在医生的指导下进行积极的自我调适，规律作息、均衡营养、适度运动，进行正念练习，并且增加户外活动和社交活动。父母从老家过来照顾芳芳，刚上初中的女儿也变得越来越自律和懂事。慢慢地，芳芳逐渐承担起家庭责任，回归工作岗位。经过几个月的积极调适和治疗，芳芳又逐渐变得开朗起来，这个温暖的小家又能传出阵阵的欢声笑语。

诚如故事中提到的，宫颈癌患者的家属面临的处境一样是十分艰难的。他们除了需要继续承担家庭及工作的重担，又要承担起照护患者的责任，包括身体和心理两个层面的照护，同时还要调整好自己的心态，以防情绪在家庭成员之间互相传染，加重患者的心理负担。面对已经发生又不得不接受的事实，学着平静的接受是十分必要的一环，指责、抱怨只会让事情变得更加糟糕。同样也要对患者的

病情和治疗做到心中有数，以减轻自己的焦虑。另外，要统筹安排时间，合理安排好工作、生活及对患者的照顾任务，有条不紊的节奏也能减轻人们的焦虑情绪。最后，必要时要学会求助，充分利用身边的资源，共同度过这一艰难的人生历程。

### 小贴士：不同阶段宫颈癌患者有哪些心理特征

焦虑、抑郁几乎贯穿于宫颈癌患者的全过程。除此以外，在疾病的不同时期，还会产生一些特殊的心理体验。

**HPV 感染期**　国际上已经明确高危型人乳头状瘤病毒（HPV）持续感染是导致宫颈癌及其癌前病变的主要病因。HPV 感染是一种常见的性传播疾病，所以当得知自己 HPV 检测结果为阳性时，很多患者会感到吃惊、内疚、羞愧、焦虑不安，甚至愤怒。“我为什么会得这个病”“到底什么时候怎么感染的，谁传染给我的”“我的伴侣、亲友知道了会怎么看我”“这个病该怎么治，会好吗”“我不会马上就要得宫颈癌、就要死了吧”，种种疑虑从心头升起，越想越觉得不安。而且，当伴侣知道患者的病情后，往往也会产生类似的心理体验，影响双方关系，进而又加重患者的心理负担。

**癌前病变阶段**　当疾病进展到癌前病变阶段，意味着离宫颈癌又近了一步，尤其是CIN级别越高，发展到浸润癌的可能性越大，病变的逆转率越低。所以，此时患者的心理问题可能会更加突出，即担心疾病进展，恐惧癌症的到来，惶惶不安，又期盼自己的疾病发生逆转。

**宫颈癌诊断初期** 获知被诊断为宫颈癌的那一刻，很多患者及家属会产生急性应激反应。整个人都蒙了，难以相信会患上这个病，对患病事实加以否认，然后拿着检查结果去许多医院复查，希望听到不同的说法，希望第一次的诊断是错误的，抱有侥幸心理，觉得自己可能是被误诊了。而即便是同样的疾病，每个医生的说法可能也会有所不同，所以当听到自己心目中的“好消息”“坏消息”，心理状态也会随着跌宕起伏。随着诊断的进一步明晰，当希望一次次燃起，又一次次被熄灭，那种无力感、失控感、恐惧感越来越强烈，每天脑子里充斥着各种“可能”，反复处于“崩溃”的状态，甚至有些人难以承受这种精神上的折磨而选择主动结束自己的生命。当然，大部分患者会逐渐调适自己的心理状态，逐渐接受患癌的事实，步入疾病治疗的阶段。

**治疗过程中** 进入疾病治疗阶段，患者及家属会纠结在哪里治、找谁治、怎么治的问题，有些人为了得到心目中“更好的”治疗而背井离乡。离开自己熟悉的生活环境、工作环境，进入到陌生的医院环境，从一个“社会人”转变为“病人”，往往需要一个适应的过程。很多人会产生适应不良的表现，感到焦虑、孤独。宫颈癌确诊后，患者在一个阶段内需要进行密集的治疗，包括手术治疗、放化疗、免疫治疗等，而这些治疗手段在治病的同时，还会产生不同程度的不良反应，造成患者躯体上及心理上的双重痛苦。再加上治疗可能需要高额花费、产生不符合期待的结果，都会让患者产生怀疑、失望、煎熬、悲伤等情绪体验，焦虑、抑郁情绪变得更加突出。

**疾病康复期** 经过系统的治疗，患者的病情会进入一个相对稳定的阶段。大部分早期宫颈癌患者能够临床治愈，即便是分期较晚的患者，经过积极的治疗，病情也能得到一定程度的缓解。此时，患者会离开医院的环境，重返生活和工作环境，恢复自己的社会角色。部分患者会产生回避心理，觉得面对同事、朋友、亲属，不知道该怎么跟他们说自己的病情，怕他们询问自己的病。也有些年轻的患者在身体情况允许后就要继续工作，一方面想要努力工作，但同时又担心压力过大会影响自己的健康，担心癌症加重或复发，因而在工作和健康当中进退两难，纠结不安。

**疾病终末期** 部分患者尽管经过了系统治疗，病情依然会进展。进入疾病终末期，患者的躯体和心理痛苦越发强烈，有些患者还会产生灵性层面的痛苦，认为生活失去意义，对生存产生怀疑。面对即将来临的死亡，永远地离开自己的爱人、子女、父母、朋友，患者会产生焦虑、恐惧、不舍、悲伤，面对无法改变的事情会有深深的无力感。

## 缓解失眠，必要时可服药

癌症患者失眠的发生率高于普通人群，其中高达 50% 新诊断或治疗的肿瘤患者主诉有睡眠障碍。癌症本身引起的疼痛或治疗时出现的不良反应、癌症患者所面临的巨大压力，都会导致患者出现不同程度的睡眠问题。而失眠所导致的情绪波动、日间疲乏、免疫功能下降、神经内分泌功能的改变等一系列问题，又会影响癌症患者后续的治疗及康复。

失眠是一种个体主观的感觉体验，常见的失眠表现为时间超过 30 分钟仍难以入睡；睡眠状态保持不良，整夜觉醒两次或以上；在正常起床时点之前很早就苏醒；睡眠整体质量低；处于睡眠状态的时长减少，平均少于 6.5 小时，白天有疲乏无力及自感身体不适等症状。

失眠的治疗分心理治疗、药物治疗、物理治疗、中医临床辨证治疗等，如果找心理医生咨询或物理治疗后仍然会失眠，且严重影响到日常生活时，建议采用药物治疗，不要因为过度担心药物不良反应而拒绝服药，因为睡眠不好也会影响到宫颈癌的治疗效果。要积极与医生配合、有问题及时反馈，遵循医嘱用药，解决失眠这一核心问题才是关键。

此外，癌症患者心情不好，可能会经常躺在床上不想动，这样也会影响睡眠。改善失眠的问题可以有意识地做一些改变，如仅在有睡意的时候才能上床，不能在床上或卧室做与睡眠及夫妻生活无关的事情，如醒来时间超过 15 分钟，就需要离开卧室，再次有困意时才可以回到卧室，并需要给自己设定一个固定的起床时间，还需要降低自身因失眠引起的心理和躯体焦虑，身体放松、内心平静。

## 衣食住行调节失眠

古人有“睡眠十忌”的说法，即一忌仰卧、二忌忧虑、三忌睡前恼怒、四忌睡前进食、五忌睡卧言语、六忌睡卧对灯光、七忌睡时张口、八忌夜卧覆首、九忌卧处当风、十忌睡卧对炉火。可见，好睡眠也是很有讲究的。

对于睡眠而言，睡衣是比较讲究的。有些人喜欢睡袍，有些人喜欢睡衣，无论哪种均应选宽松、贴身却不紧绷的；考虑每天至少要贴身穿 6 小时，颜色上选择浅色的比较好，尽量减少染色剂对身体的影响；材质上建议因地域及季节选择自己感觉舒适度好的，如夏季选择棉麻吸水性好的。

此外，有一张舒适的床是必需的。那么，床要怎么选呢？床的高低以略高于就寝者膝盖骨为宜，一般以 45 厘米为好，这个高度上床就寝不费力，下床伸腿时就可穿鞋。床的面积一般以宽大为宜，睡时则有足够的活动空间，床垫的软硬度当适中，过软、过硬皆影响睡眠。此外，枕头要软硬适宜略有弹性，枕头过硬，会使头部局部血液循环受阻而致头项麻木，过软则难以维持枕头的高度使头部过于下陷而影响睡眠。枕中也可酌情加入菊花、决明子等中药。菊花、决明子有清热平肝的作用，对于高血压引起的头晕、目眩有一定作用。因药性发散挥发，药枕一般连续使用半年左右就需更换枕芯。

饮食上，失眠之人宜服用生津养阴、清心降火之品，如龙眼肉、大枣、银耳、灵芝、百合、莲子、桑葚、蜂蜜、酸枣仁、猪心、海参等。忌辛辣温燥、伤阴耗气的食物（如巧克力、大葱、桂皮、芥末、辣椒）及忌饮浓茶、咖啡等。中医有“胃不和则夜不安”的说法，睡前 2 小时内不宜进食，睡前进食不利于消化吸收，易引起消化不良致使食积，干扰睡眠。睡前 1 小时内不宜饮水，以防夜尿频多而影响睡眠。

让精神处于平静的状态，也可听舒缓的音乐帮助自己放松。避免睡前引起精神兴奋的因素，如悲伤、欣喜、忧虑等情绪的波动。睡前 1 小时不宜做剧烈运动，睡前活动不可过量，以防身体处于兴奋状态无法入睡。卧室光线宜幽暗，就寝时需灭灯。

睡前可通过温水泡脚、按揉助眠的穴位来帮助睡眠。通过温水泡脚，可引阳气下降入阴以促进睡眠，还可以促进局部血液循环，通畅气血，缓解疲劳。足底按摩可用手搓摩足底部的涌泉穴，俗称“搓脚心”，涌泉穴位于我们的前脚掌人字沟的中心位置，把脚蜷起来在足心部可以看到明显的凹陷，涌泉穴就位于凹陷中，或者将我们的脚三等分，在前 1/3 的位置上也可以找到涌泉穴。涌泉穴是足少阴肾经的要穴，经常刺激脚底，能调节自主神经和内分泌功能，促进血液循环，有助于消除疲劳改善睡眠，防治心脑血管等疾病。具体按揉方法为，用左手握住左脚趾，用右手拇指或中指指腹按摩左脚涌泉穴 36 次，然后用同样的操作方法，换用左手手指指腹按摩右脚涌泉穴 36 次，如此反复操作 2～3 次。或者用左手握住左脚趾，用右手心搓左侧脚心部位，每次来回搓 100 次左右，再换右脚搓之，如此反复 2～3 次。注意力度适中，不要将皮肤揉搓破。

## 减轻患癌压力的正念练习

正念最初源于佛教禅修，是从坐禅、冥想、禅悟等发展而来的。正念的理念带来的是一种不同的“存在”状态，认为人们大部分的痛苦来源于对过去的不接受和对未来的担忧。正念主张专注于当下，它能使我们清醒地认识到，我们的生命只在一个又一个的当下中展开。

正念减压训练的创始人卡巴金博士认为，正念意味着以一种特殊的方式集中注意力：有意识地关注、不予评判地专注当下。正念练习可以提供一个简单有效的途径，让我们脱离困境，重拾自在。常用的正念练习包括静坐冥想、身体扫描、瑜伽和非正式的正念练习等。

下面给大家列举一个常用的正念练习——身体扫描，您可以把这段指导语录成音频，跟着音频去练习，也可以跟着自己的感受去练习。如果觉得感兴趣，可以进行系统的学习，并在日常生活中对正念加以练习。

请找一个温暖而不被打扰的地方，仰面舒适地躺下，轻轻闭上眼睛。我们会用一些时间来觉察自己身体的感觉，一点一点轮流关注身体的每一个部位，觉察自己的所有感觉。

首先，请温柔地将您的注意力集中在鼻孔和上嘴唇之间的区域，细细体会每一种感觉，凉、热、疼、木、麻、痒，或者可能是一种说不出的感受，也许这种感觉是细腻的，也许是粗重的，这些感觉可能出现一会儿就消失了，也可能持续很久，你只需要静静地去体会它，不用强求任何特殊感受。

接着可以深深地吸一口气，将注意力放在你的左脚上。从左脚的踇趾开始，感受每一个脚趾的存在，感受一下每个脚趾之间的空隙，左侧脚掌和脚跟与地面接触时挤压的感觉，感受你的脚背脚踝，感受左侧小腿的皮肤与裤子及与空气接触的感觉，你的腿部肌肉是紧绷还是放松，感受血流在血管里流动的感觉，还有骨骼的存在。再感受一下小腿与大腿连接处的膝盖，感受左侧膝盖的上面、下面、内面、外面及整个膝盖，接着是由外向内感受你大腿的存在，最后将注意力扩散到整条左侧大腿上。有衣服覆盖的地方就感受跟衣服接触的触感，没有衣服覆盖的地方，就感受皮肤与空气接触的感觉。

而后温柔地将注意力转移到你的右脚上。从右脚的蹈趾开始，慢慢感受每一个脚趾的存在，感受一下每个脚趾之间的空隙，右侧脚掌和脚跟与鞋面和地面接触及挤压所产生的感觉，感受你的脚背脚踝，感受一下右侧小腿的皮肤与裤子及空气接触的感觉，你的腿部肌肉是紧绷还是放松，血流在血管里流动的感觉，还有骨骼的存在。再感受一下小腿与大腿连接的膝盖，感受右侧膝盖的上面、下面、内面、外面及整个膝盖，接着将注意力扩散到整条右侧大腿上。无论你的身体感受是什么，冷、热、酸、胀、麻、刺痒，细微或粗重，都是可以的。

然后轻轻地呼一口气，在下次呼气前将注意力转移到腹部，吸气时腹部慢慢上抬，呼气时腹部慢慢下落，感受腹部胃肠的运动，感受胃部饱胀或饥饿的感觉。感受腹部右侧肝脏、左侧的脾脏及表面皮肤的感觉，或许完全没有任何感觉，但这其实也是一种感受。感受你的心脏的跳动，伴随着呼吸，你胸廓的起伏。将你的注意力向上转移到你双侧前臂、上臂和双手，你左侧肩部有可能有紧绷和胀痛等感觉，而后是你的背部，右侧肩膀的紧绷或胀痛的感觉。

接下来将你的注意力慢慢转移到颈部，咽喉部分是我们吃饭和说话的部位，可以试着做一下吞咽的动作，感受吞咽是否顺畅和轻松。再将注意力慢慢向上移动，感受面颊部是否有紧绷的感觉，鼻腔中是否有气体吸入呼出的感觉，感受你的嘴唇、耳朵、眼睛、眉毛、额头的感觉，每一部分是否有紧绷或放松的感觉，或发热发冷，麻木疼痛、刺痒或完全不能描述的感觉，有些感觉可能一会儿就消失了，也有可能它会持续很久。慢慢往上，我们温柔地将注意力带到头顶部，感受头皮是干燥还是湿润，发热、麻木、疼痛、发痒，是紧绷还是放松。无论什么感觉，你要做的仅仅是感受这些感觉，只是去不断观察自身。

当你在观察身体并感受身体时，您可能会感觉到身体其他部位有不适，那就请将注意力放在感受这种感觉上，如果什么感觉也没有，其实这也是一种感受，只需要细细体味身体每一部分的感觉就好。

最后让我们的注意力再次回到你的呼吸上来，慢慢地睁开眼睛，结束今天的身体扫描练习。

## 适度放松训练，缓解焦虑

人在焦虑时会感觉到身体紧绷，难以放松。经过放松训练，可以让我们身体放松，进而使整个身心放松，以对抗由于心理应激引起交感神经兴奋的紧张反应，从而达到消除紧张和强身祛病的目的。放松训练使用较多的是渐进式肌肉放松训练。我们可以在家中坚持练习，在需要时随时可以使用。

渐进式放松（progressive relaxation）是美国生理学家艾德蒙·雅各布森创建的通过对肌肉反复由紧到松的一种练习，可以促进肌肉放松和大脑唤醒水平下降，它包含手臂头躯干腿等部位的放松。雅各布森把肌肉放松的训练过程总结为五个步骤：集中注意力、肌肉紧张、保持紧张、解除紧张、肌肉松弛。指导语：伸出你的右手，握紧拳，使劲儿握，就像要握碎什么东西一样，注意手臂紧张的感觉坚持一下，再坚持一下，放松。现在感到手臂很放松了。当各部位肌肉放松做完之后，指导语：现在你感到很安静、很放松，非常安静、非常放松，全身都放松了。让我们休息一会，然后结束本次的训练。

手臂放松：伸出右手，逐渐握紧拳头，紧张右前臂，约10秒，然后放松。伸出你的左手，逐渐握紧拳头，紧张左前臂，约10秒，然后放松。伸出双手，逐渐握紧双手拳头，紧张你的双侧前臂，约10秒，然后放松。

头部放松：皱起眉头及前额肌肉，像老人一样，耸起鼻子和脸颊，咬紧牙关，使嘴角尽量向两边咧，鼓起两腮屏住呼吸，似在极度痛苦状态下使劲一样，持续约10秒，然后放松。

躯干放松：耸起你的双肩，紧张你的肩部肌肉，约10秒，然后放松。挺起胸部，紧张你的胸部肌肉，约10秒，然后放松。拱起背部，紧张你的背部肌肉，约10秒，然后放松。深吸一口气，屏住呼吸，紧张你的腹部肌肉，约10秒，然后放松。

腿部放松：伸出你的右腿，右脚向前用力像在蹬一堵墙，紧张右腿，约10秒，然后放松。伸出你的左腿，左脚向前用力像在蹬一堵墙，紧张左腿，约10秒，然后放松。

## 学一学蝴蝶拍，让内心平静下来

“蝴蝶拍”是 Artigas 发明的一种心理治疗技术，是一种自我执行的两侧刺激，不仅用于个体治疗，也常在团体治疗中使用。其通过跨胸抱臂，用手交替有规律的轻拍身体来增加自身安全感及稳定情绪。具体方法如下。

双手手臂在胸前交叉，以左右交替的方式轻拍上臂，左右各一次为一轮，4～12 轮为一组，轻拍的节奏可以较慢。停下来后，深吸一口气，如果有好的感受再不断增加，可以继续进行下一组蝴蝶拍。

从您日常生活中或既往生活经历中选取一件您觉得愉快、有成就感、感到被关爱或其他正性体验的事件，试着回想这个事件。

找到一个最能代表这种积极体验的画面，找到这种体验在身体的部位及身体的感受。

想到这个画面，体验身体的积极感受，然后开始以上述方式进行左右交替轻拍，4～12 轮，在这个过程中，头脑和身体的变化可以顺其自然。

一轮结束后可以稍停，如果注意到的内容是积极的，可以继续以上述方式进行蝴蝶拍直到积极的内容不再变化，或者到自己感觉充分，或者到出现中性的内容为止。

如果在轻拍的过程中出现负性的内容，可以试着告诉自己“现在只需留意那些积极的方面”，负性的内容可以再进行处理。这样的处理后如果出现的内容转为积极的或中性，则可继续进行。如果处理后仍为负性体验，则用容器技术对负性体验进行打包封存，留待以后处理。

结束蝴蝶拍后可以用一个线索词来代表这个事件，对线索词用蝴蝶拍的方式来强化。

## 适度运动，舒缓压力

一些癌症患者可能没有精力也没有心情坚持运动，所以要家属要有足够的耐心鼓励和陪伴她根据自身的健康状态进行适当的体育锻炼。这样既能增强体质，又能释放压力，缓解焦虑，提升情绪。通过运动来缓解情绪，一般要求每周至少 3 次，每次 1 个小时左右，中等强度的运动（判断方法：心率达 120～150 次 / 分，可以适当坚持，但很难长时间继续）。当然，运动要量力而行，循序渐进，逐渐增加运动量，以免运动损伤。对于身体较为虚弱或者并发症较多的患者，运动强度要根据自身情况来控制，以免加重身体负担，但也并不意味着就不活动了。

## 人以群分，寻找有助力的组织

人是具有社会属性的动物。良好的人际交往无论何时都是非常必要的。亲朋好友能给我们提供良好的情感支持并提供实际的帮助。此外，病友是跟自己有很多类似经历和体验的人，大家既是病友，也是战友。寻找同盟，加入患者团体，维持与病友良好的关系，这样做可以给我们以归属感，得到彼此的支持，必要时病友还能给自己提供一定的帮助。

同时，还要注意维持良好的生活作息，保障营养的摄入，适当地进行户外活动，接受阳光的照耀，这些都对我们的身心健康助益良多。

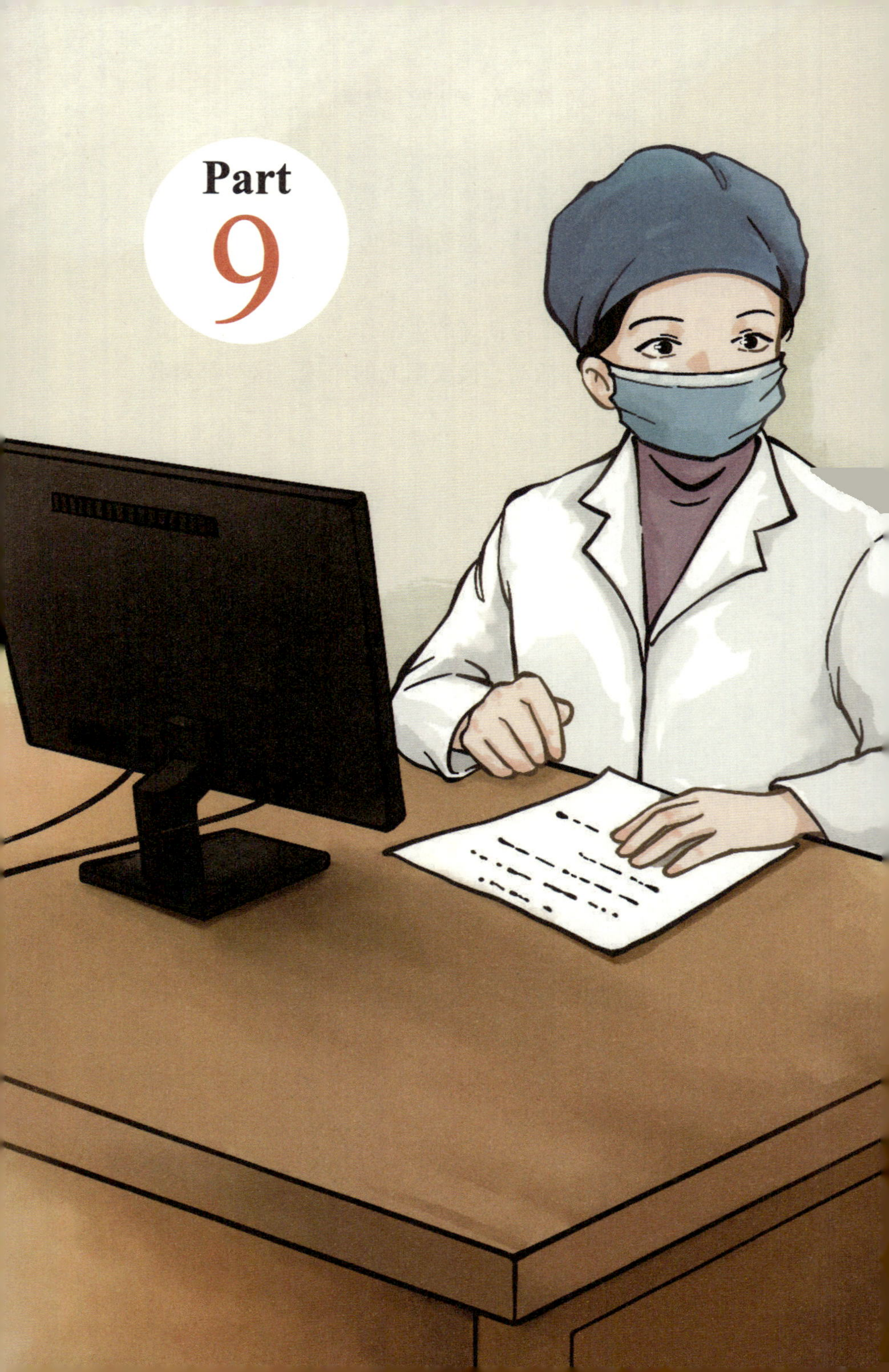
Part
9

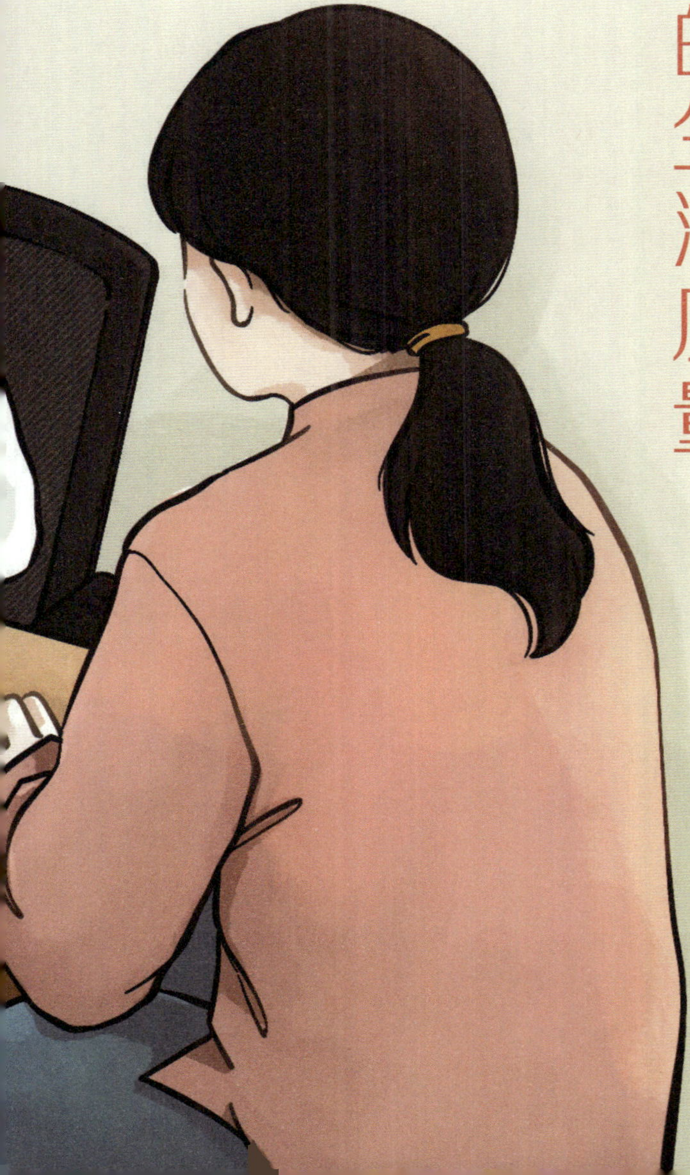

# 中医治疗可提升宫颈癌患者的生活质量

张女士是一位41岁的年轻妈妈，半年前被诊断为“宫颈癌”并进行手术治疗。术后她身体虚弱，面色黄，吃不下东西，时有口干、咽干，身体总感觉疲惫，运动和说话时间稍微长一点就会感到气短，让她一天比一天焦虑，看什么都不顺眼。于是，心疼她的老公请教了一个中医朋友，在朋友的指点下，尝试给她做人参茯苓粥调理，慢慢地，她胃口变好了不说，口干、咽干也有所好转，再慢慢配合饭后散步，其他的症状也逐渐好转，也不焦虑了。现在夫妻俩经常一起研究药膳，有时遇到与自己一样症状的病友，更是热心地分享自己的药膳经验。

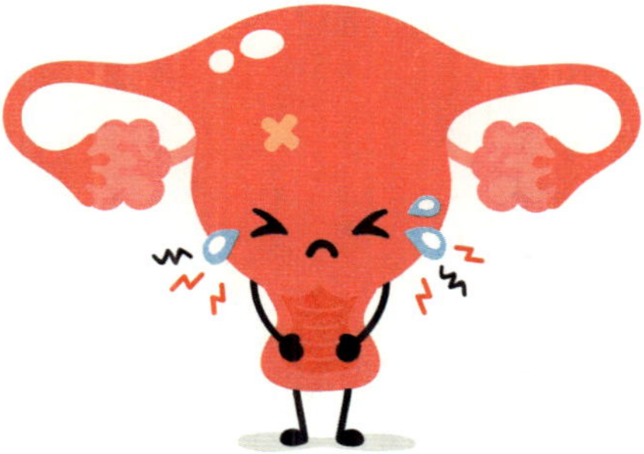

中医也许不是最后的那根救命稻草，
但它是提升生活质量的积极方式。

宫颈癌是女性的主要生殖道恶性肿瘤之一，其发病率居女性恶性肿瘤的前列，近年来其发病率有明显升高的趋势。宫颈癌是目前已明确病因的恶性肿瘤，高危 HPV 感染是诱发本病的主要因素，在早期可防可治。中医药自古就有“未病先防、既病防变、瘥后防复”的防治疾病思想，在宫颈癌三级规范化防治方面占据一席之地。

## 未病先防，怎么防

**1. 饮食调护**　饮食不仅影响疾病的发生，也与疾病的发展与预后息息相关。饮食规律，维持合理的膳食结构，采用科学的食物加工、烹调方法，养成良好的饮食习惯。勿嗜食肥甘厚味。对于身体处于亚健康的女性，可以根据自身的问题，平时找中医调理体质，能提高机体免疫力。科学饮食，均衡营养，选择富含维生素和纤维素的新鲜水果和蔬菜，避免进食污染食物和污染水，限制油炸、烟熏、腌制食物，不吃霉变食物。

**2. 劳逸结合**　由于社会竞争日趋激烈，人们用心、用脑过度，机体主要器官长期处于非正常负荷状态，过度劳心劳力及房劳会耗伤气血，久则伤及脏腑，必然导致免疫功能下降、内分泌失调等，疾病也随之而来。

**3. 坚持体育锻炼**　体育锻炼能增强机体的抗病能力，提高机体的新陈代谢水平，使人体的生理与心理达到健康状态。适度的体育保健，如八段锦、太极拳等，可根据人体气血阴阳情况，通过调理经络脏腑，达到养精、练气、调神的目的。体育锻炼强调呼吸与躯体运动的协调配合，以气导行，通过躯体运动而使全身经络畅通、气血调达、内外相合、脏腑协调，提高正气，从而达到预防疾病的效果。

4. 性养生保健　一般情况下，房事是人的正常生理活动，但由于房事主要依赖肾的功能活动，并要消耗一定量的肾中精气，故当有所节制，才能固肾惜精，保持体质强健。若色欲过度，房事不节，则损伤肝肾，遂使带脉失约，任脉不固，导致宫颈癌的发生。《素问·上古天真论》提出："醉以入房，以欲竭其精，以耗散其真，不知持满，不时御神，务快其心……故半百而衰也"。所以，应节制房事，能有效预防宫颈癌的发生。

提倡适龄婚嫁。《周礼·地官》曰："令男三十而娶，女二十能嫁"，提出不宜过早婚嫁、过早性生活，能有效预防宫颈癌的发生。

经期禁房事。经期房事容易出现生殖道炎症及性传播疾病的发生，应在经期禁房事。宋代《陈素庵妇科补解》曰："经正行而男女交合，败血不出，精射胞门，精与血搏，入于任脉，留于胞中，轻则血沥不止，阴络伤则内溢。重则瘀血积聚，少腹硬起作痛，小便频涩……皆由经行合房所致"。表明古代已认识到性生活与妇科疾病的关系，体现了安全性行为的重要性。

5. 体质调护　引起宫颈癌的主要病因是 HPV 病毒持续感染，而持续感染 HPV 病毒又与机体免疫力密切相关。在中医的指导下根据每个人体质，采用辨证论治的方法，达到阴阳平衡，提高机体免疫力，从而达到预防 HPV 病毒感染的目的。

阴阳气血平衡，体型匀称，面色红润，精力充沛，耐受寒热，睡眠好，胃口佳，消化功能正常。坚持规律作息，不要过度劳累，不宜食后即睡。

气虚体质者，平时多气短懒言，语音低怯，精神不振，肢体容易疲乏，易出汗，舌淡红、胖嫩、边有齿痕，脉象虚缓。适合运动量小且较和缓的项目，同时宜食性质平和，偏温而容易消化的食物，如小米、香菇、豆腐、牛肉等。

阳虚体质者，平时多怕冷，手足不温，喜热饮食，精神不振，睡眠偏多，舌淡胖嫩边有齿痕，苔润，脉象沉迟。应注意保暖，避免长期居住于阴暗潮湿之处，要加强体育锻炼，春夏秋冬，坚持不懈，应以温性食物为主，如糯米、韭菜、大葱、荔枝、木瓜、黑豆等，还应考虑有针对性地配合补气食物，保护脾胃。

阴虚体质者，平素手足心热，平素易口燥咽干，鼻微干，口渴喜冷饮，大便干燥，舌红少津少苔。宜做中小强度的运动项目，如太极拳、太极剑等动静结合运动，控制出汗量，及时补充水分。适合甘凉滋润的食物，如鸭肉、猪瘦肉、海参、鳖、海蜇、黑芝麻、小麦、莲子、百合、枸杞子、蜂蜜、银耳、燕窝等。

痰湿体质者，面部皮肤油脂较多，多汗且黏，胸闷，痰多。应调整生活作息，规律清淡饮食，多吃清淡的天然食物，多摄取能够健脾利湿、宣肺化痰的食物，如白扁豆、怀山药、赤小豆、薏米等食材，不宜服用鸭肉、蟹等寒凉之品。

湿热体质者，平素面垢油光，易生痤疮、粉刺，舌质偏红，苔黄腻，容易口苦口干，身重困倦。应避免熬夜，适当的运动和体育锻炼是祛除湿热很好的方法，如跑步，各种球类、游泳等，宜食甘凉滋润、清热利湿的食品，多吃新鲜蔬菜瓜果或含纤维素及维生素较多的食物。

血瘀体质者，平素面色晦暗，皮肤偏暗或色素沉着，容易出现瘀斑，易患疼痛，口唇暗淡或紫，舌质暗有瘀点，或者片状瘀斑，舌下静脉曲张，脉象细涩或结代。多做些促进气血循环的有氧运动，强度控制在中小强度，如散步、慢跑、太极拳、瑜伽、八段锦等，宜食活血通脉、疏肝解郁的食物，如糙米、黑米、竹笋、魔芋、香菇、海藻、西柚等，少吃高盐高脂的食物，避免血黏度增高，加重血瘀的程度，气郁体质者，平素忧郁面貌，神情多烦闷不乐。重在心情调整，宜动不宜静，应选择强度较大的运动项目或户外活动，宜食理气解郁、调理脾胃的食物，如大麦、荞麦、大米、玉米、萝卜、苦瓜、茼蒿、山楂、苹果、橙子等，不可多食冰冻食品，睡前避免饮茶、咖啡等提神醒脑的饮品。

特禀质包括先天性、遗传性的生理缺陷与疾病，过敏反应等。多有遗传性疾病有垂直遗传，先天性、家族性特征；可根据各种特禀质的特征选择适合的体育锻炼，宜食益气固表、补益肺脾、调理肺脾功能的食物，避免吃容易诱发过敏的食物。

## 既病防变，亡羊补牢永远不晚

中医调护通过运用“既病防变”的思想，运用“扶正祛邪”的方法抗病毒，提高机体免疫力，从而达到“既病防变”的目的。“扶正祛邪”调护主要概括为以下几个方面。

**1. 情绪调护** 七情六欲，过皆伤身。例如，中医认为“怒伤肝”“喜伤心”“忧伤肺”“思伤脾”“恐伤肾”，描述每种情绪的变化，可直接影响或导致脏腑功能失调而导致病情加重。无论好坏，情绪太过，超过机体抗御及自我调节范围，都可导致脏腑功能紊乱，气血、经络功能失常。女性生病多与情绪有关，工作、生活节奏加快，女性长期处于紧张、焦虑、忧虑、抑郁等情绪中，给身体及心理造成危害，故应疏泄患者不良情绪，增强患者治疗信心，保持乐观心态，对于治疗至关重要。

**2. 饮食调护** 详细了解各种饮食忌宜，纠正不正确的饮食护理观念。平素饮食有节，荤素搭配，粗细结合，以清淡饮食、易消化食物为主，多食含有丰富维生素的食物，可多吃新鲜蔬菜、水果，并可增加优质蛋白质摄入量，少食肥甘厚味，辛辣刺激、油炸、烟熏烧烤、油腻生冷之品，忌暴饮暴食，忌烟酒。

阳虚体质少食鱼、虾等寒性食物，饮食及汤剂宜温热服，浮肿者适当限制钠盐摄入，每日盐的摄入量＜3g；阴虚体质少食葱、姜等燥热之物，多食百合莲子汤，或石斛煎汤代茶饮。

同时因时制宜，春季阳气升发，万物生长，多食护肝之品，如动物肝脏和时令蔬菜；夏季阳气盛，天气炎热，湿气重，可服用健脾化湿、清解暑热的食物，如薏米、芡实、绿豆、冬瓜、黄瓜等；秋季阴气渐长，气候干燥，万物收敛，宜服用养阴生津、滋阴润燥的食物，如麦冬、雪梨、石斛、百合、荸荠、银耳等；冬季阴盛大寒，天气寒凉，易感寒气，阳气闭藏，应多食温阳补气食物，如羊肉、干姜。从而达到补益身体，提高正气的目的。

**3. 卫生保健** 注意个人卫生，保持外阴清洁，勤换内裤，注意经期、产后卫生，特别是经期应勤换内裤，禁止盆浴，注意消毒，防止感染，平时应穿着宽松、透气的纯棉内裤。月经期不要冒雨涉水或久住湿邪之地。

## 瘥后防复，有章可循

患者经过手术、放疗、化疗、靶向治疗、免疫治疗等一系列治疗后，需要进行康复治疗和防止复发转移。患者在任意有效治疗后的任何阶段都有可能复发和转移，及时、仔细、定期检查有可能早期发现转移和复发，以便及早采取措施处理，防止病情进一步恶化。

宫颈癌患者经过手术、放化疗、靶向治疗后，耗损气血，累及元气，致正气虚弱不足。中医认为，经过这些治疗，主要损伤肝、脾、肾三脏，尤以损伤脾胃为重。故此时应侧重疗后调补，宜健脾养胃，疏肝补肾，先后天共补，调养气血，恢复正气，有效提高术后整体机能耐受力，以此减少身体免疫受损，改善患者症状，提高生活质量，延长患者生存周期。

1. 围术期调护　术前饮食应清淡营养，主要为改善患者的基本状况，以增强抗病能力，提高免疫力为主。应食用富有营养的高蛋白、高热量及富含维生素的食品以保证营养供给，如牛奶、牛羊肉、鸡蛋、山药及时令果蔬，或服用灵芝、冬虫夏草，忌烟酒、刺激性食物。

宫颈癌的患者精神紧张、焦虑，或者围术期难以入睡，可以用中药泡脚，健脾养血，养心安神。将正规医院医生开具的泡脚中药煎剂或中药免煎颗粒倒入容器盆中加热水，调节水温至夏天38～41℃、冬天41～43℃；取泡脚盆或桶，套上一次性塑料袋，将配制好的中药倒入泡脚盆或桶中，协助患者双足浸入中药中，以浸过双足踝关节为宜，时间一般为20～30分钟，可以每日1次或每日2次。泡脚过程中，可多按摩双足趾和足心。常选的穴位有然谷、涌泉、阿是穴及足底跟部。

2. 术后恢复期调护　宫颈癌属于慢性消耗性疾病，饮食营养尤为重要。食物经口而入，由胃受纳腐熟，胃肠吸收其水谷精微，经脾气运化，化生为后天之精，支持机体各项生命活动、生理功能并滋养先天之精，是人体生命活动必需物质之一。

手术耗损气血，身体虚弱，可酌情进食清淡、易消化、补益气血的食物，如鸡蛋、瘦肉、鸡肉、鱼肉、大枣、胡萝卜、南瓜等。帮助身体恢复为主，可选党参、山药、小米、黄芪等补气养胃之品，按照少量多次、逐次增量的原则恢复术后早期进食。

术后脾胃虚弱，气阴不足的患者，可食用具有健脾和胃功效的人参茯苓粥，人参 15g、茯苓 15g、麦冬 10g、粳米 50g，将人参、麦冬切成薄片，茯苓捣碎，浸泡半小时，煎取药汁，煎 2 次，将 2 次药汁合在一起，下粳米煮粥服食。

术后腹部怕冷、胃脘疼痛、拉肚子、呕吐的患者，可将 250g 吴茱萸与 250g 粗盐加热至 60～70℃后装入布袋，将药袋放到患处或相应穴位处用力来回推熨，以患者能耐受为宜。力量要均匀，开始时用力要轻，速度可稍快，随着药袋温度的降低，力量可增大，同时速度减慢。药袋温度过低时，及时更换药袋或加温。每次 30 分钟，每日 1～2 次。年老及感觉障碍者，药熨温度不宜超过 50℃。操作中注意保暖。

保持劳逸结合，适当体育锻炼。《素问·举痛论》曰："劳则气耗，逸则气滞"，防止劳逸失常，损伤心、肝、脾、肾等脏腑功能，保持规律作息，扶正固本。合理的休息、良好的生活环境可以给患者带来愉快的心情，减少忧愁。生活起居应顺应四时季节的变化、阴阳变化的规律。春季是万物生发的季节，起居宜晚睡早起，初春乍暖还寒时注意衣着保暖，防止感冒。夏季是万物繁茂的季节，起居宜晚卧早起，中午暑热最盛之时宜适当午睡，以避炎热。秋季是万物成熟的季节，起居宜早睡早起，衣着要根据季节的变化增减。冬季是万物收藏的季节，起居宜早卧晚起，衣着尤其注意保暖。

宫颈癌患者经过正规治疗后一般体质都比较差，要根据自身实际情况劳逸结合，如散步、做些轻松的家务等。同时，可根据具体情况参加传统的体育运动，如太极拳、八段锦、五禽戏等，刚柔并济，强度适中，推动气机流动，利于恢复人体正气，从而提高免疫力，促进患者机体的恢复。

**3. 放化疗期调护** 化疗期人体免疫力低下，正气不足，以健脾补肾为主，可选薏苡仁、黑豆、木耳、甲鱼等。

中医认为放射线为“火邪”，放疗作用于身体会导致热毒过盛，可能出现皮炎、口腔炎、膀胱炎、胃肠道不适等不良反应。此时宜选择养血滋阴为主的食物，如太子参、西洋参、麦冬、木耳、菠菜、芹菜、阿胶。

放化疗期间要根据患者体质选择适合的食膳，可以更好地提高机体免疫力，抵抗外邪。放化疗易引起患者消化道反应，且耗伤气血阴津、损伤脾胃肝肾，应予以高热量、高纤维、清淡易消化以及补气养阴、健脾和胃、补益肝肾的饮食，如瘦肉、鸡蛋、甘蔗汁、荸荠、山药、茯苓、桑葚、枸杞、新鲜蔬菜等。

放化疗后伤阴耗气的患者，可用花旗参炖瘦肉滋阴益气，花旗参 15g 加入瘦肉炖服。放化疗后疲倦乏力，红细胞和白细胞等血细胞生成减少的患者，可用鹿茸炖瘦肉补肾气、扶正祛邪，鹿茸 5g 炖瘦肉服用。放化疗后恶心呕吐，胸闷不适的患者，可用陈皮佛手粥，陈皮 5g、佛手 10～15g，煎汤取汁，加入大米中煮粥服食。放化疗期间及恢复各期，可用虫草炖瘦肉，冬虫夏草 3～4 条、瘦肉 50g

炖服。放化疗期间及恢复各期，可用海参炖瘦肉，经炮制海参 1 条加瘦肉 50g 炖服。如症状明显者，应尽早到专科医院进一步调治。

放化疗期间也要注意卫生保健，应注意阴部卫生，放疗后的患者应进行阴道冲洗，积极治疗放射性炎症，以免阴道粘连。

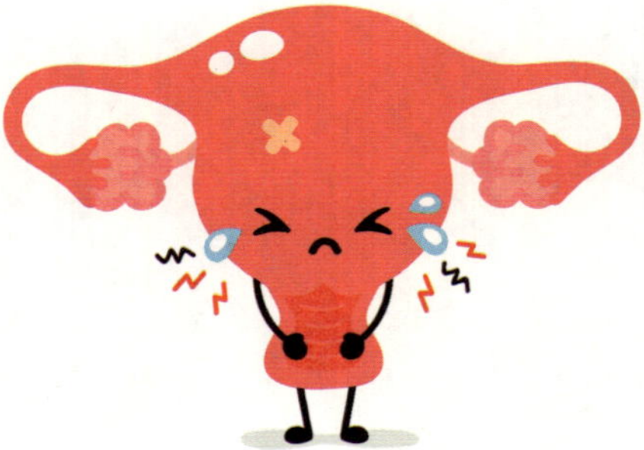

宫颈癌的病因

宫颈癌与人乳头瘤病毒（HPV）的关系

HPV 疫苗的相关知识

宫颈癌的症状、治疗和预防

如何应对患癌后的抑郁和焦虑心理

中医调理方法

# 参考文献

[1] Sung H, Ferlay J, Siegel RL, et al.Global Cancer Statistics 2020: GLOBOCAN Estimates of Incidence and Mortality Worldwide for 36 Cancers in 185 Countries [J]. *CA: A Cancer J Clin*, 2021, 71(3):209–249.

[2] Singh D, Vignat J, Lorenzoni V, et al. Global estimates of incidence and mortality of cervical cancer in 2020: a baseline analysis of the WHO Global Cervical Cancer Elimination Initiative [J]. *Lancet Glob Health*, 2023, 11(2):e197–e206.

[3] Li H, Duan D, Xu J, et al.The Incidence and Mortality of Cervical Cancer in Ningbo during 2006–2014, China [J]. *Iran J Public Health*, 2017, 46(10):1324–1331.

[4] Li X, Zheng R, Li X, et al.Trends of incidence rate and age at diagnosis for cervical cancer in China, from 2000 to 2014 [J]. *Chin J Cancer Res*, 2017, 29(6):477–486.

[5] Zhao F, Qiao Y.Cervical cancer prevention in China: a key to cancer control [J]. *Lancet*, 2019, 393(10175):969–970.

[6] 赫捷 , 魏文强 , 等 .2020 中国肿瘤登记年报 [M]. 北京：人民卫生出版社 , 2022.

[7] 陈飞 , 等 . 中国宫颈癌三级规范化防治蓝皮书 [M]. 北京：人民卫生出版社 , 2023.

[8] 王临虹 , 赵更力 . 宫颈癌综合防控指南 . 2 版 [M]. 北京：人民卫生出版社 , 2023.

[9] 孔为民 . 宫颈癌与 HPV 疫苗 . 1 版 [M]. 北京：人民卫生出版社 , 2021.

[10] 曹泽毅 . 中华妇产科学 . 3 版 [M]. 北京：人民卫生出版社 , 2014.

[11] Agents classified by the IARC Monographs, Volumes 1–128, https://monographs.iarc.fr/agents-classified-by-the-iarc/

[12] World Health Organization (WHO). Human papillomavirus vaccines: WHO position paper, May 2017 [J]. *Wkly Epidemiol Rec*, 2017, 92(19):241–268.

[13] Bruni L, Albero G, Serrano B, et al.ICO/IARC Information Centre on HPV and Cancer (HPV Information Centre). Human Papillomavirus and Related Diseases in China [R]. Summary Report 22 October 2021.

[14] Ferlay J, Ervik M, Lam F, et al. Global Cancer Observatory: Cancer Today. Lyon, France:International Agency for Research on Cancer, 2020.

[15] 国家癌症中心 .2019 中国肿瘤登记年报 [M]. 北京：人民卫生出版社 , 2021.

[16] WHO guideline for screening and treatment of cervical pre-cancer lesions for cervical cancer prevention.2nd edition [M]. Geneva: World Health Organization, 2021.

[17] 李承尧 , 李圃 . 妇科常见恶性肿瘤保留生育功能的研究进展 [J]. 国际妇产科学杂志 , 2022, 49(2):196–201.

[18] 孙雨欣 , 刘青 , 刘开江 , 等 . 早期宫颈癌患者腹腔镜下保留生育功能手术的临床效果观察 [J]. 中华妇产科杂志 , 2016, 51(6):442–447.

[19] 中国医师协会妇产科医师分会 . 妊娠合并宫颈癌诊治中国专家共识 (2023 年版 )[J]. 中国实用妇科与产科杂志 , 2023, 39(3):310–317.

[20] 中国医师协会微无创医学专业委员会妇科肿瘤学组 , 山东省抗癌协会妇科肿瘤分会 . 复发性宫颈癌综合诊治中国专家共识 (2022 年版 )[J]. 中华肿瘤防治杂志 , 2022, 29(24):1715–1724,

[21] 王世言，孙秀丽，王建六 . Piver Ⅲ型子宫切除术及术后辅助治疗对宫颈癌患者盆底功能影响的研究进展 [J]. 中华妇产科杂志 , 2020, 55(10):733–736.

[22] 中国抗癌协会肿瘤临床化疗专业委员会，中国抗癌协会肿瘤支持治疗专业委员会 . 肿瘤化疗导致的中性粒细胞减少诊治中国专家共识 (2023 版 ) [J]. 中华肿瘤杂志 , 2023, 45(07):575–583.

[23] NCCN Guidelines Panel Disclosures. NCCN clinical practice guidelines in Oncology: cervical cancer (Version 1. 2019) [M/OL]. Commonwealth of Pennsylvania:NCCN, 2019:6–26[2018–10–31].

[24] 文秋月，杨一华，刘博，等．年轻妇科恶性肿瘤患者保留生育力及再生育治疗的研究进展 [J]. 中华生殖与避孕杂志，2019, 39(10):853–858.

[25] 中华医学会妇产科学分会加速康复外科协作组．妇科手术加速康复的中国专家共识 [J]. 中华妇产科杂志，2019, 54(2):73–79.

[26] 中国医师协会微无创医学专业委员会妇科肿瘤（学组）专业委员会，中国妇幼保健协会生育力保存专业委员会．早期宫颈癌保留生育功能手术的中国专家共识 [J]. 中国微创外科杂志，2021, 21(8):673–679.

[27] 中国妇幼保健协会妇科肿瘤防治专业委员会．妇科肿瘤治疗后下肢淋巴水肿专家共识 [J]. 中国临床医生杂志，2021, 49(2):149–155.